神经外科常见疾病诊疗基础与应用

主编 何建军 戴学军 吴 科
钟 诚 吴文友 陈 苹

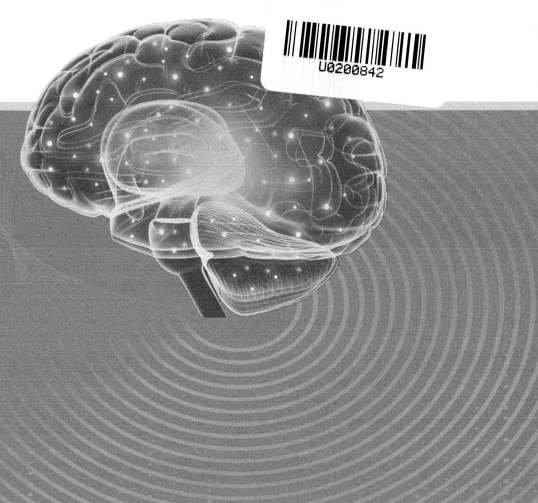

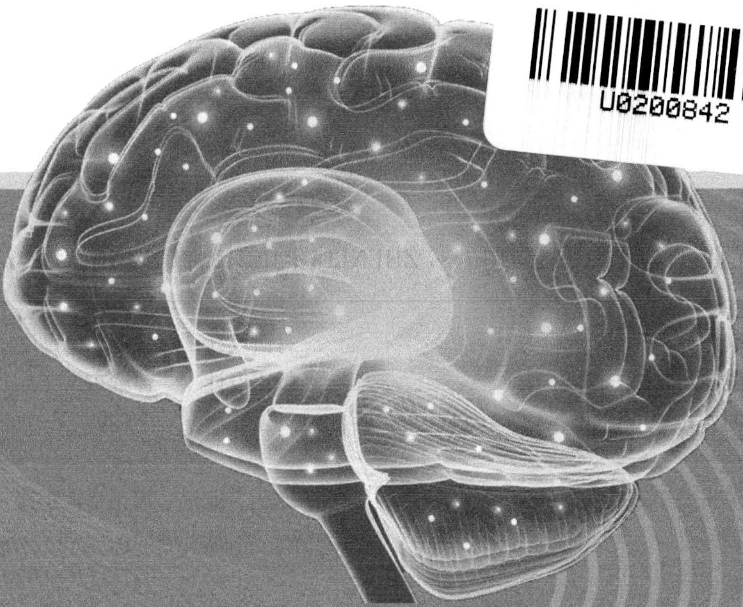

郑州大学出版社

图书在版编目(CIP)数据

神经外科常见疾病诊疗基础与应用 / 何建军等主编. — 郑州 : 郑州大学出版社, 2022.10(2024.6 重印)
ISBN 978-7-5645-9149-6

Ⅰ. ①神… Ⅱ. ①何… Ⅲ. ①神经外科学 - 常见病 - 诊疗 Ⅳ. ①R651

中国版本图书馆 CIP 数据核字(2022)第 186633 号

神经外科常见疾病诊疗基础与应用
SHENJING WAIKE CHANGJIAN JIBING ZHENLIAO JICHU YU YINGYONG

策划编辑	李龙传	封面设计	曾耀东
责任编辑	侯晓莉　金玉聪	版式设计	曾耀东
责任校对	刘　莉	责任监制	李瑞卿

出版发行	郑州大学出版社	地　址	郑州市大学路 40 号(450052)
出 版 人	孙保营	网　址	http://www.zzup.cn
经　销	全国新华书店	发行电话	0371-66966070
印　刷	廊坊市印艺阁数字科技有限公司		
开　本	787 mm×1 092 mm　1 / 16		
印　张	8.5	字　数	183 千字
版　次	2022 年 10 月第 1 版	印　次	2024 年 6 月第 2 次印刷

书　号	ISBN 978-7-5645-9149-6	定　价	69.00 元

编委会

主　　编　何建军　戴学军　吴　科　钟　诚

吴文友　陈　苹

副主编　张　民　易明亮　姚桂军　张新平

沈　建　冯爱平　杨晓滨　杨海洋

编　　者　（按姓氏首字拼音排序）

陈　苹　成都市双流区第一人民医院·四川大学华西空港医院

戴学军　福建医科大学附属漳州市医院

冯爱平　德阳市第二人民医院

何建军　如东县人民医院

沈建如　东县人民医院

唐树军　西昌市人民医院

涂松杰　福建医科大学附属漳州市医院

吴　科　西昌市人民医院

吴文友　泸州市人民医院

杨海洋　昆明三博脑科医院

杨晓滨　宜宾市第一人民医院

姚桂军　徐州市贾汪区人民医院

易明亮　自贡市富顺县人民医院

张　民　天津市中医药研究院附属医院

张新平　四川中医药高等专科学校·四川省科学城医院

钟　诚　重庆市永川区人民医院

邹鹏程　重庆市东南医院神经外科

前　言

随着对脑神经生理及功能定位认识的不断深入，神经外科逐步成为一门独立的临床专业。神经外科是以手术为主要治疗手段，研究脑、脊髓和周围神经系统疾病发病机制，探索新的诊断和治疗方法的一门学科。随着现代医学的快速发展，神经外科无论是在基础理论、临床科学还是在手术技术等方面都取得了长足进步。神经外科疾病大多病情凶险，需要尽快明确诊断及恰当处理。为此，本书对神经外科常见疾病的临床表现、诊断治疗及预后进行归纳总结，以使读者在较短时间内掌握神经外科专业知识并能应用于临床实践，希望能成为对神经外科学基本理论和临床实践具有一定意义的参考书。

本书介绍了颅脑损伤、颅脑肿瘤及脑血管疾病等方面的内容，从病因、病理、常见症状体征到诊断、治疗，从病史采集与体格检查、影像学检查、神经系统解剖生理与定位诊断到常用手术技术及疗法，结合实例，论述层次分明，强化了临床实用性。在编写时，本书特别注重对基础理论知识的阐述和对临床实践的指导，并结合了国内外最新发展动态，简洁明了，易读易懂，可作为各级医疗机构的临床医护人员、医学院校师生学习的参考资料。

随着医疗技术的发展，神经外科疾病研究领域知识更新太快，加之作者水平和经验有限，书中如有疏漏或不足之处，恳请广大读者及医务工作者批评指正，以期再版时予以改进、提高，使之逐步完善。

编者

2022 年 8 月

目　录

第一章
颅脑损伤

第一节　颅骨骨折

颅骨骨折是颅骨连续性的中断，由颅骨上的暴力作用导致颅骨变形超过其弹性极限所致。约占闭合性头部损伤的15%，约占严重头部损伤的70%。如果作用强度大、受力面积小，往往会导致颅骨某个部分变形，导致凹陷骨折，伴随的脑损伤也有限；如果作用强度小，受力面积大，则较有可能会出现线性骨折或粉碎性骨折，并伴有脑损伤。头骨底部复杂的骨结构决定了其骨折的特殊效果。颅内骨折治疗的重要性首先在于颅内结构的损伤。

诊断

(一)病史要点

头部曾有过创伤。尽量准确确定暴力的方向、速度和范围。

(二)查体要点

颅骨骨折的临床表现主要为损伤部位头皮软组织的创伤性表现，以及骨折引起的血管、脑组织和神经损伤等表现。临床表现因骨折部位和性质而异。

1. 颅盖骨折

骨折部位可能有软组织损伤，如肿胀、瘀伤、疼痛和头皮血肿。当骨折线穿过脑中动脉沟、矢窦和横窦时，这些血管很容易受到损伤，形成硬脑膜外血肿，并以颅内压急剧升高和精神变化的形式出现脑组织损伤的迹象。凹陷性和碎片性骨折可导致脑局部压缩或脑挫伤和破裂，导致偏瘫、失语症和抽搐等脑功能障碍，也可引起颅内血肿、颅内高血压、意识障碍和各种神经症状。

2. 颅底骨折

(1)颅前窝骨折:可能有前额软组织损伤。头皮出血,可见眼睑和结膜下充血,所谓“熊猫眼症”或“眼镜症”。当骨折线穿过额叶窦或筛窦时,可能会导致鼻出血,甚至会有脑脊液鼻漏现象。外伤性脑炎发生在气体从受损的近鼻窦进入颅腔时。嗅觉和视神经受损导致嗅觉丧失和视力丧失。

(2)颅中窝骨折:常伴有面神经和听觉神经病变、面神经周围麻痹、听力下降、头晕等症状。鼻脑脊液发生在楔形骨骨折时,在石质骨骨折时,脊髓液通过中耳和撕裂的鼓膜流出,导致脑脊液耳漏。血液或脊液也可以通过咽鼓管流向口腔和鼻子。当骨折通过楔形骨并损害颈内动脉形成颈内动脉瘘时,临床表现为持续性头部或眼眶内部的噪声、搏动性突眼、眼球运动受限和视力下降。少数患者可能会因颈内动脉损伤继而出现致命出血,大量血液从口鼻流出,危及生命。当动眼神经、阻塞神经、引出神经和三叉神经第一分支受到损伤时,会出现中枢、眼球运动受限和额叶区敏感度受损,称为“眶上裂综合征”。动眼神经病变时应注意识别颅内血肿引起的瞳孔变化。

(3)颅后窝骨折:皮下纤维充血(Batne 症状)可在脑后或乳头区域发现,但通常在数小时或数天内发生。吞咽困难和声音嘶哑表明后脑神经受损。后颅凹骨折常伴有脑干损伤,且进展严重。

(三)辅助检查

1. 常规检查

(1)CT 扫描:不仅可以知道骨折的情况,还可以及时了解脑损伤和出血的情况。

(2)头颅 X 射线片:判断骨折线走向及骨折范围。

(3)MRI 扫描:可明确脑干及脊髓处的损伤。

2. 实验室检查

收集耳鼻液常规研究,计算细胞数量,并确定糖、蛋白质和氯化物的数量,以确定是否与脑脊液匹配以及是否伴有颅内感染。

(四)诊断标准

1. 颅盖骨折

以顶骨、额骨居多,枕骨、颞骨次之。

(1)线形骨折:注意是否合并颅脑损伤和颅内出血。

(2)凹陷骨折:常见于前额上部,多见于幼儿,了解凹陷的范围和深度很重要。

(3)粉碎骨折:注意骨折碎片分布、脑损伤程度。

2. 颅底骨折

诊断主要取决于临床表现情况，颅底骨折很难在 X 射线片上发现，计算机断层扫描采用颅底重建，这在诊断中具有重要意义。

(1)颅前窝骨折：骨折线贯穿眶板、筛板、楔形垫等。更常见的是“熊猫眼症”和“眼镜片”，可能伴有嗅觉和视觉障碍。

(2)颅中窝骨折：骨折线常穿过颞骨的岩质部分和楔形骨翼。经常伴有耳鸣性耳聋、耳后皮肤瘀斑，以及动眼神经、滑车神经、三叉神经、外侧神经、面部神经和耳蜗前庭神经病变。

(3)颅后窝骨折：骨折线常穿过颞骨的岩质部分、乳突和枕骨。乳突上的黄斑病和后组颅神经损伤更常见。

此外，根据头部皮肤部分或骨折部位的硬脑膜是否受损，骨折分为闭合性骨折和开放性骨折。

治疗

主要治疗骨折引起的脑膜、脑、颅神经和血管。

(一)一般治疗

单纯线状骨折只需要对症治疗，不需要特殊治疗，并密切观察病情变化。及时执行 CT 排除颅内血肿，颅底骨折本身不需要特殊手术治疗，可采取平卧位，不接触患者，促进患者的自愈，避免鼻腔和外耳堵塞，保持清洁。

(二)药物治疗

重点是开放性骨折中抗生素的应用，应选择数量充足、时间充足的广谱抗生素和抗厌氧抗生素。另一种选择是用抗癫痫药物治疗，如 0.1 g 的苯妥英钠，每天口服 3 次。

(三)手术治疗

1. 手术指征

(1)凹陷深度 1 cm 以上，凹陷处为脑功能区，出现偏瘫和癫痫时凹陷面积较大，导致颅内压升高。

(2)开放性弹片状凹陷骨折。

(3)颅底骨折患者视力逐渐下降，经非手术治疗 1 个月以上仍有脑脊液流出或复发颅内感染的患者。

2. 术前准备

颅骨 X 射线片检查了解骨折程度,血液对比和输血准备。

3. 手术方式

凹陷骨折在全身麻醉下通过撬起进行修复。对于穿透脑膜的粉碎性凹陷骨折,应尽可能去除骨碎片,检查硬膜下和脑组织,清除血肿和异物,严格止血,硬膜应尽快修复。穿透矢状窦和脑深部的骨碎片不应在未经适当准备的情况下被强行切除。在颅底骨折的情况下,进行经前额视觉通路减压、经前额、鼻、枕下硬膜外或硬膜下进行脑脊液瘘的矫正。

预后评价

颅骨骨折的预后取决于骨折部位是否为开放性外伤。单纯线状骨折和单纯凹陷性骨折无须手术,单纯颅底骨折预后较好。较大骨缺损或伴有骨感染的患者预后较差。两步颅成形术可用于严重的骨缺损。

第二节　脑挫裂伤

脑挫伤和脑破裂由脑组织在颅腔内受到强烈冲击、滑动、碰撞、变形或剪性力引起,统一叫作脑挫裂伤。主要发生在受力部位和围栏部位。病灶内可见脑组织碎裂、坏死、水肿和出血。颅内高血压、低血压和缺氧会加重脑损伤。一般在 3 周后出血消散,水肿消退,脑组织软化,出现了胶质瘢痕和脑膜炎性脑瘢痕,脑挫伤分为轻、中、重和特重。

诊断

(一)病史要点

直接或间接头部创伤的历史。受伤后呈昏迷状态,持续的时间有所不同,一般在 30 min 以上。醒来后感觉头痛、恶心和呕吐。

(二)查体要点

1. 明显的意识障碍和持续时间长

创伤后昏迷相对较深,时间能持续数小时或数天,在老年人中持续数周至数月,其中一些代表持续昏迷或植物生存。

2. 神经损伤后有明显的定位迹象

由于脑组织的破坏、出血、缺氧和其他不同部位的损伤(除了一些“哑区”),与损伤的定位和程度相对应的体征通常在脑挫伤后立即出现。最常见的是瞳孔大、单瘫、偏瘫、情感障碍、失语症、偏瘫、焦点癫痫、敏感性障碍和金字塔道的一种或两种症状。

3. 颅内压升高的症状

轻度局灶性挫伤和脑破裂患者颅内压无明显变化,严重时有明显的脑水肿和脑肿胀等。颅内压升高,头痛欲裂,呕吐频繁,伴随着高血压和脉搏变缓。而治疗不善最终会导致脑疝和死亡。

4. 生命指标的变化往往很明显

通常会出现体温升高或体温过低、循环和呼吸功能受阻、血压波动较明显,其中脑干或下丘脑损伤最为明显。单纯闭合性脑外伤患者很少出现休克,但结合多发多处性脑外伤或闭合性脑外伤,由于头皮、颅骨或矢状窦损伤、横窦损伤和脑干损伤而产生大量外出血,尤其是脑干。内出血患者容易出现休克。

5. 脑膜刺激的症状

脑挫伤和破裂常伴有外伤性蛛网膜下腔出血,过量的红细胞和破坏后形成的胆色素与脑脊液混合,引起化学刺激,导致严重的头痛、恶心、呕吐、克尼格征阳性等症状加重。

6. 癫痫

它可能发生在创伤后短时间内,在儿童中更为常见,并经常表现为癫痫大发作或局部抽搐。它可能发生在受伤后几个小时内或受伤后 1 ~ 2 d 内。晚期发生的癫痫主要与脑损伤部位瘢痕形成有关。

(三)辅助检查

1. 常规检查

(1)CT 扫描:脑挫裂时的定位、长度、出血和肿胀都可以清楚地识别,颅内压也可以通过颅内结构的变化来判断。CT 复查还可以发现一些延迟变化。

(2)颅骨平片:既知道了骨折的情况,又能推断出颅内具体的伤情。

(3)MRI:作为 CT 的补充。它在显示小病灶、早期缺血和发展小血肿方面有优势。

2. 其他检查

(1)腰椎穿刺:了解颅内压及进行脑脊液分析,并正确引流血性脑积液。颅内压升高的患者应谨慎选择。

(2)脑电图检查:脑电图和诱发电位监测可用于评估脑损伤程度和预后。

(3)颅内压监测:用来评判脑挫伤和破裂的程度,识别继发性损伤,确定治疗策略。

(4)血液和脑脊液生化检查:测定血液中葡萄糖和垂体激素水平可用于预后评估。

(四)诊断标准

通过改变受伤者的意识、积极的神经系统定位标志和头部 X 射线片检查,可以做出定性和定位诊断。

1. 按伤情分型

(1)轻型:指有或无颅骨骨折的单纯脑震荡。

(2)中型:轻度脑挫伤,有或无颅骨骨折及蛛网膜下腔出血。脑部未受压。

(3)重型:颅骨大面积骨折、大面积脑挫伤及脑干损伤或颅内出血。

(4)特重型:重型中较急、较重。

2. 按 GCS 评分分型

(1)轻型:伤后昏迷在 30 min 以内。

(2)中型:伤后昏迷 30 min 至 6 h。

(3)重型:伤后昏迷 6 h 以上或在伤后 24 h 内意识恶化再次昏迷 6 h 以上。

3. 鉴别诊断

(1)脑震荡:昏迷时间短,通常为 30 min,CT 阴性,腰椎穿刺时脑脊液无血。

(2)颅内血肿:意识逐渐减弱,通常带有局部特征。CT 和 MRI 可以明确出血状态。

治疗

轻度至中等体质的患者应尽可能选择非手术治疗,以保持大脑的残余功能。适合手术的重症患者应尽快接受手术以挽救生命。

(一)一般治疗

(1)侧卧、床头抬高 15°~30°,加强生命体征监测。

(2)注意不要阻塞呼吸道。严重昏迷或呼吸道分泌物过多且口咽有血的人应进行气管切开术、吸氧、吸痰。

(二)药物治疗

液体量应适量,糖分的补充不得过多或过快。为了预防应激性胃肠道溃疡,通常使用质子泵抑制剂奥美拉唑(LOSEK),每天两次静脉注射 40 mg。发现焦虑、高热和抽搐需判断原因,并进行镇静冬眠低温治疗。50~100 mg 复方冬眠合剂可每天注射 2~3 次。为降低颅内压,通常每次使用 20% 甘露醇 1.0~2.0 g/kg,快速静脉滴注,每天 2~4 次,长期使用或老年患者要注意肾功能的变化;呋塞米(速尿)每次 0.5~2.0 mg/kg,肌内注射,每天 2~4 次,可与甘露醇进行交替使用,注意血液电解质的变化,地塞米松 10~

15 mg/d,每天 1 ~2 次,3 d 后剂量减少,1 周后取消;人体血清白蛋白 10 g,静脉滴注,每天 1 ~2 次。为了预防脑血管痉挛,通常使用莫地平静脉注射 10 mg,每天 1 ~2 次,一个疗程为 10 d。应用改善大脑新陈代谢和神经营养药物,通常使用胞二磷胆碱、活化素、神经节苷脂等。改善微循环,适当应用抗凝剂,血液稀释和升高血压等。

(三)手术治疗

1. 手术指征

(1)意识逐渐模糊,脑疝危象出现。

(2)严重脑挫伤破裂,药物治疗降低颅内压无效,颅内压监测压力超过 30 mmHg。

(3)继发性颅内出血,体积大于 40 mL,占位作用明显。

2. 手术方式

开颅手术,用于去除破碎和失活的脑组织,清除血肿,安装引流,或执行减压开颅切除术或颞肌下减压。

3. 术后处理

应监测主要生命体征和颅内压,如有可能,应定期进行 CT 检查。

预后评价

严重颅脑损伤的死亡率一般在 17.6% ~41.7% ,轻度和中度脑挫伤和撕裂伤的致命性较小。脑挫伤和破裂的预后取决于许多因素,如年龄、并发症和休克的存在与否、继发损伤的严重程度、及时诊治、并发症的处理等。经过积极正确的治疗,严重挫伤和脑破裂的死亡率下降到 15% ~25% ,残疾率也明显下降。

第三节　外伤性颅内血肿

颅内血肿发生于颅脑外伤后颅内血管破裂。根据受伤部位的不同,血肿主要分为硬脑膜外血肿、硬膜下血肿、脑内血肿和室内出血。颅内血肿是颅脑外伤后最常见、最危险的继发性形成。它占颅脑损伤的 10% 左右,50% 的严重颅脑损伤是继发性颅内血肿。如果不及时诊断和治疗,可能会危及患者的生命。

一、硬脑膜外血肿

（一）概述

颅脑外伤后颅骨骨折或变形导致脑膜血管破裂或颅板屏障出血，而血液在硬脑膜和颅内板之间积聚，形成血肿，附着松散，因此血肿多位于颅骨盖部，而疾病的严重程度与血肿的大小和出血率密切相关。

出血最常见的来源是颞骨脑膜中动脉沟内通过的脑膜中动脉，其主干和分支在颞骨骨折时可能受损。干前出血快，出血量大，颅内高压症状可在短时间内发生，血肿主要局限于前额和前额上部区域。脑膜中动脉后面血液形成的血肿通常位于颞或颞顶叶区域。副窦或双侧血肿可发生在静脉窦破裂时，当骨折线经过静脉窦附近时，可出现骑跨性血肿。血肿是在颅屏障静脉突破硬脑膜外空间时形成的，血肿形成缓慢。

位于大脑半球凸出表面的急性血肿可能会使海马和颞叶钩状回向内和向下移动，导致小脑幕切迹疝。位于颅后窝的血肿可将小脑扁桃体挤出枕骨大孔，形成枕骨大孔疝。

（二）临床表现

1. 头部外伤史

患者外伤机制相对较轻，有直接暴力性颅骨拱损伤、局部皮肤挫伤或头皮血肿。可发现后脑损伤、局部软组织水肿和皮下组织充血。

2. 意识障碍

典型患者在受伤后可能会出现短暂的意识障碍，然后是苏醒，这是一个中间的清醒期。当颅内血肿形成时，会出现脑疝，患者会再次陷入昏迷。在原发性轻度颅脑损伤中，患者可能不会出现原发性昏迷，而是在形成脑疝后陷入昏迷，这种漏诊的情况可能会使患者生命受到威胁。此外，当原发性创伤严重时，患者在受伤后仍将处于昏迷状态，这常会被脑挫裂伤或脑干损伤掩盖住，应注意仔细鉴别。

3. 颅内压增高表现

随着血肿的逐渐增加，患者可能会出现严重的头痛、频繁地呕吐、清醒期的焦虑。然后逐渐出现冷漠、无精打采、尿失禁和其他表明存在脑疝的前兆。

4. 瞳孔改变

在小脑幕切迹疝的早期，受影响一侧的瞳孔可能会因动眼刺激而首先缩小，对光的反应迟缓。当动眼压进一步加重时，表现为半衰期、光反射脱落、眼睑下垂。后期可能会出现双侧瞳孔散大。

5. 锥体束征

脑干压缩后对臂肢体肌肉力量下降，病理征呈阳性。

6. 生命体征改变

高颅内压引起的库欣反应的特点是血压早期升高，脉搏减慢，呼吸较深较缓。绝症患者血压下降，脉搏细微，呼吸不均匀。

7. 额区或幕下的硬脑膜外血肿

这可直接导致患者枕骨大孔疝、意识骤然紊乱、呼吸停止和双侧瞳孔散大。

(三)诊断

当脑震荡患者头痛加重，经常呕吐时，应排除颅内血肿，并及时进行头部 CT 扫描。当颅骨回顾性 X 射线片发现颅骨骨折时，应注意颅内继发性血肿，必要时进行补充 CT 检查。在没有血肿的情况下，创伤早期 CT 检查应注意延迟血肿的形成。

(四)治疗

硬脑膜外血肿的治疗主要是通过开颅手术切除血肿。脑疝刺形成的血肿必须尽快手术切除，以挽救患者的生命。幕上血肿在 40 mL 以上，幕下血肿在 10 mL 以上，中线结构位移 1 cm 以上，脑池和脑室被压迫的表现是手术的最佳适应证。硬脑膜外血肿很难吸收，手术的适应证可以适当减轻。

如果用术前 CT 确定了血肿的位置，可采用直接开颅手术切除血肿。硬脑膜外血肿的骨瓣应多出血肿的体积，以缓解止血和清除血肿。脑膜中动脉出血可以通过电凝固或缝合来阻止。如果脑膜中动脉出血且难以止血，则可在中颅窝底部找到一个棘孔并对其进行封堵以止血。静脉窦出血用肌肉、筋膜或带有生物胶的明胶海绵止住。头骨巩膜出血用骨蜡填充。脑膜在术后应悬挂在骨窗边缘的骨膜上，以防止术后再次出血。血肿清除后，应检查硬脑膜下是否有出血。如果脑表面有挫伤和脑脉动消失，需要进一步研究脑内血肿的存在。如果一侧血肿切除后颅内压仍然很高，应警惕通过降低颅内压来增加对角线或其他多发血肿。减压颅切除术应根据颅脑损伤缓解程度和术后颅内压确定。

如果患者患有脑疝且病情危殆，为快速降低颅内的压力，可采用锥孔或钻孔引流部分液态血肿，挽救患者的生命，然后可将骨窗扩大以清除血肿。术后建立硬脑膜外引流，分层缝合头皮，颅骨缺损可在术后 3～6 个月修复。

二、急性或亚急性硬膜下血肿

硬脑膜下血肿通常是由脑外伤和脑破裂后脑表面的动静脉血管破裂引起的，积聚在大脑皮质和硬脑膜之间。闭合性颅脑损伤发生率为 5%，在颅内血肿中占 40%～60%。

(一)概述

急性和亚硬脑膜下血肿出血的主要来源是脑挫伤和皮质血管破裂,但疾病持续时间存在差异。加速创伤后的脑挫伤和硬脑膜下血肿更常发生在一侧。制动血肿通常发生在对角线损伤的部位,如额叶基部、颞极和颞叶基部,同时伴随血肿和脑挫伤。当头部一侧受到较大的侵害时,会导致复杂的水肿,即同一侧可能是硬脑膜下血肿,也可能是硬脑膜外血肿,而对侧可能是单纯的硬脑膜下血肿。

脑表面的桥状静脉是脑膜瘤血肿出血的另一个来源。这些血管破裂血肿体积大,广泛分布于脑半球表面,往往不伴有脑挫伤。

(二)临床表现

由于急性硬脑膜下血肿常伴有脑挫伤破裂,临床表现与脑挫伤破裂相似,但颅内压升高较为明显。

1. 意识障碍

由于严重的脑震荡和脑破裂,受害者在受伤后出现了明显的意识障碍,并处于长期昏迷状态。亚硬脑膜下血肿,由于较轻的原发性挫伤和脑破裂,出血速度较慢,颅内高血压症状出现较晚,可能有中间清醒期,但症状较硬脑膜外血肿严重。

2. 颅内压升高

急性硬脑膜下血肿往往很复杂,有明显的脑水肿,继发于脑挫伤,患者有颅内压升高的症状。库欣反应可能会随着生命指标的显著变化而发生。

3. 神经系统功能障碍

运动区损伤可导致对侧肌力下降,伴有脑干损伤,可能有去脑僵硬等症状。以及下丘脑病变的症状,如高热和非糖尿糖尿病。有些患者可能会出现抽搐。

4. 脑疝

硬脑膜下血肿的症状早期出现,创伤后 1 ~ 2 h 可能出现脑内血肿,伴有脑干压迫症状,表现为双侧瞳孔不均,后来出现双侧瞳孔散大,呼吸节律紊乱,死亡率较高。

(三)诊断

颅脑外伤后,如果原发性昏迷持续很长时间并与继发性昏迷交叉,则有颅内压升高和脑压迫的症状,如果伴有局部定位的迹象,应考虑急性硬脑膜下血肿。CT 是辅助检查中最好的途径。CT 可以在脑表面显示新月形的高密度阴影,也可以评估脑挫伤的受伤程度。亚硬脑膜外血肿可表现为等密度新月形变化。

(四)治疗

1. 开颅去除血肿

急性硬脑膜下血肿进展迅速,脑疝发生早,死亡率通常较高,因此需要尽早进行手术。在CT检查中发现了血肿定位后,对颅骨进行了骨皮瓣穿孔,为了尽快降低颅内压,对硬脑膜进行了切口,以排出部分血液,并彻底清洗大脑表面,手术期间用生理盐水尽快清除血肿。切除坏死和碎片性挫伤的脑组织。

2. 钻孔引流

当CT显示亚硬脑膜下血肿为液体,没有严重的脑挫伤和破裂时,开孔引流是可行的。通常在额颞和颞枕血肿的前后部位钻2~3个孔。电凝固后,硬脑膜被切开。在硬脑膜下空间注射硅胶管或粗的导尿管进行引流,用生理盐水反复冲洗、缝合,然后放置引流袋3~5 d,以完全引流积累的血液。临床预后良好。

三、外伤性脑内血肿

颅脑损伤后,大脑副化学中的血管破裂,血液聚集在大脑副化学中形成血肿。它可以发生在大脑组织的任何地方。发病率在封闭性颅脑损伤中为0.5%~1.0%,在颅内血肿中占5%。通常发生在额叶和前颞叶。

(一)概述

表面脑内血肿是由于脑表面血管破裂引起的脑挫伤和破裂,通常与脑挫伤或硬脑膜下血肿合并而形成。凹陷性颅骨骨折,其中碎片穿透大脑并损害小血管,也可能导致脑内血肿。脑白质中的深部血肿往往是由剪切应力引起的深部血管破裂导致。当出血较少时,临床症状可能会减轻。当出血大而深时,可突破脑室形成室内出血。

血肿的形成最初是大脑中的血块,周围的脑组织可能会坏死和肿胀。4~5 d后,血块变稀,变成不新鲜的血液,周围有胶质疏松细胞增多。2~3周后逐渐形成囊性、包膜和周围组织中血红蛋白沉积。

(二)临床表现

脑内血肿根据出血的定位有不同的临床表现。前额颞叶的脑内血肿与对冲外伤引起的脑挫伤相似,可出现颅内高压症状伴有精神症状,无明显的局部化迹象。若伴有蛛网膜下腔出血情况,可能会刺激大脑皮质。重要功能区血肿可表现为偏瘫、偏瘫和偏瘫障碍,患者可出现局灶性癫痫。脑震荡和脑内血肿患者因避险外伤引起,病情变化迅速,外伤后意识障碍逐渐加重,继发性脑水肿、明显的脑水肿和颅内压明显升高,很可能引起脑疝。

(三)诊断

脑内急性血肿的临床表现与脑挫伤和硬脑膜下血肿相似,需要 CT 进行鉴别。脑内血肿的 CT 图像显示在脑副化学中形成高密度,周围有一条低垂性水肿。血肿在 2~4 周后消散,血肿面积在 CT 上显示等密度变化,脑瘤病灶可在 4 周以上形成,CT 显示密度低。

(四)治疗

创伤后脑内血肿是脑挫伤和破裂的合并血肿,伴有明显的继发性脑水肿。为了避免功能区,在清除血肿时,应切开皮质并吸气周围坏死和破碎的脑组织。引流是局部放置的,头骨减压开挖取决于脑水肿的程度和面积。脑室内血肿突破后,脑室内血肿需经切口切除,经生理盐水彻底冲洗后心室引流。

如果是老年患者,脑挫伤较轻,血肿小于 20 mL,意识清晰,无明显高血压危象,可在密切观察下保守治疗。当病情恶化和血肿增大时,需要手术切除。

血肿发生在大脑深部,脑挫伤较轻,无脑疝,在立体定向、穿刺吸管和插管的引导下,将血肿注射尿激酶溶解血块,然后吸出。同时要注意观察是否会再次发生出血现象。

四、脑室内出血

(一)概述

原发性脑室内出血可由影响额头或枕头区域的暴力引起,导致脑组织沿前后轴线快速移动,在剪应力作用下大脑室壁变形并破裂。此外,脑挫伤后形成的脑内血肿突入脑室,容易引发继发性脑出血。脑室内出血在严重颅脑损伤的比例约为 1.2%,大多数出血发生在侧脑室,但也可能发生在第三和第四脑室,如果出血量较大的,则有可能形成血块。

(二)临床表现

由于严重的脑室内出血,患者处于深度昏迷状态,昏迷的时间通常比较久,瞳孔大小不一或双向扩张,对光的反射不敏感。由于脑脊液循环困难,颅内压明显升高,可能会出现中枢性高热,体温保持在 40 ℃以上。患者有明显的脑膜刺激迹象,可能有脑张力受损,生命体征不稳。头部 CT 显示脑室内阴影高密度,弥漫部分脑室系统。

(三)治疗

脑室外引流是治疗脑室内出血症状的主要治疗方式,这个方式可以缓解颅内高血压的症状,同时引流出血液。在室内出血量大的情况下,应进行室前角的双向穿刺,交替用生理盐水冲洗,最大限度地引流出血。也可以注射尿激酶溶解血块,然后冲洗。如果在引流后脑脊液的循环仍然不畅,脑积水的情况未改善,需要及时进行室分流术。

第二章
颅脑肿瘤

第一节　脑膜瘤

概述

脑膜瘤，在成年人颅内良性肿瘤中较为常见，占原发性颅内肿瘤的 14.3%～19%，其发生率仅次于胶质瘤。发病高峰年龄在 45 岁左右，男女比例约为 1∶1.8，青少年中有 19%～24% 的脑膜炎发生在 I 型神经纤维瘤。

脑膜瘤与蛛网膜相连，可以发生在任何有蛛网细胞的地方(大脑和头骨之间、脑室、脊髓)，特别是在蛛网颗粒集中的区域。脑膜瘤常与硬脑膜粘连，但也可能与硬脑膜没有关系，例如脑膜瘤发生在脑室的情况。

脑膜瘤通常是生长缓慢、轮廓清晰(非侵入性)的良性形成。有些可能是恶性和(或)快速生长。它在患者的发生概率中占 8% 左右，特别是神经纤维瘤患者。有时肿瘤看起来像一大片匍匐生长的样子(斑块性脑膜瘤)。

(一)诊断标准

1. 临床表现

(1)病史：脑膜瘤在脑部肿瘤中属于良性肿瘤，它的生长速度一般较慢，总体病程漫长。由于肿瘤的扩张性生长，患者的第一症状通常会是头痛和癫痫。

(2)颅内压升高的症状：发病症状不明显。相当一部分患者只能感受到头部微微发疼，甚至有脑膜瘤在计算机断层扫描中被偶然发现。由于肿瘤的生长速度较慢，因此往往瘤体已经很大的时候，临床上却并不显示症状。患者通常表现为眼底视神经盘水肿，甚至会出现继发性视神经萎缩，但头痛不明显，也无呕吐现象。需要注意，当“哑区”

的肿瘤生长到无法代偿颅内压升高的程度时，病情会急转直下，严重的在短时间内会发生脑疝。

（3）局部神经功能障碍：由于肿瘤的生长位置和周围血管神经结构的不同，可能会引发不同的局部神经功能障碍。例如，楔形骨翼（或嵴）脑膜瘤的外侧型（或翼侧型）与脑凸型脑膜瘤相似；内侧型（楔形型）通常由周围的包绕颈内动脉（ICA）和脑中动脉（MCA）引起。颅神经和视神经在眶上缝内的表现及脑缺血和颅神经功能障碍的相应表现。嗅沟脑膜瘤在变得非常大之前不会出现症状，包括 Foster-Kennedy 综合征（并发侧视神经萎缩、对侧视神经盘水肿）；精神上的变化，如视场缺陷引起的视觉通路压缩。

（4）颅骨的变化：脑膜瘤的发生经常会引发周围颅骨骨质的变化，通常会表现为骨板经压迫甚至侵蚀而变薄和断裂，头皮有时会出现部分的隆起。肿瘤有时也会使颅骨内板变厚，而变厚的颅骨可能会发现肿瘤组织。

（5）癫痫：位于前额或头顶的脑膜瘤容易突发刺激，引起局部癫痫或全身性癫痫。

2. 辅助检查

（1）脑电图：由于脑膜瘤发展速度较慢，并且常有局部膨胀现象，因此脑电图研究通常不会出现明显的慢波。然而，当肿瘤变得足够大时，就有可能压迫脑组织，出现脑水肿现象。此时脑电图上可能有慢波，多呈现局部异常 Q 波，以 δ 波为主，脑电图背景变化相对较小。脑膜瘤的血管化程度越高，δ 波就越明显。半球凸出或副球状脑膜瘤的患者可能有癫痫病史，进行脑电图检查可能有助于诊断。

（2）头部 X 射线片：由于脑膜瘤与头骨紧密相连，且有共同的血液供应路径，因此容易引起头骨的变化。主要表现如下。①局部性骨变化：可能有内板变厚、弥漫性骨板增生和针状放射性外板增生。②颅板血管凹陷增大：可见脑膜动脉沟增厚扭转，多见于中动脉沟。局部颅内狭窄静脉异常增加。

（3）头颅 CT：可见病灶密度均匀，强化后增强明显，基底宽阔且附着于硬脑膜。通常不会出现明显的脑水肿，在某些情况下还可能伴有明显的肿瘤周围水肿，有时会到扩散到整个大脑半球。一半的脑室内脑膜炎可能有室外水肿。通过 CT 检查可以清楚地看见肿瘤中的钙化和骨变化（增生或破坏）。

（4）头部 MRI：通常 T_1 和 T_2 信号相等或稍长。在 T_1 图像中，60% 的肿瘤和灰质为等强度，30% 的肿瘤在灰质以下有低强度信号。在 T_2 图像中，50% 是等强度或超强度的，40% 是中度超强度的，可能会引起混淆。肿瘤有明确的边界，一般为圆形或亚圆形，大多数边缘有一个小信号带，多为弧形或圆形，代表残余蛛网膜下腔（脊髓液）。肿瘤结缔组织经静脉增强后表现出均匀明显的增强，硬脑膜基底增生肿瘤可形成特征性表现——“脑膜尾标”，对脑膜瘤的诊断具有特殊意义。MRI 研究能够让人看清肿瘤与其邻近软组织之间的联系。脑膜瘤与蛛网膜下腔界面已经看不到，这表明肿瘤正在侵入性生长中，此时采用手术进行切除是比较困难的。

硬脑膜基底增生肿瘤可形成“脑膜尾部征象”，这是脑膜瘤比较明显的特征，但不是脑膜瘤特有的影像学表现。其他靠近硬脑膜的病变，如转移性癌和胶质瘤，也可能具有相似的成像特征。可在此时利用CT和MRI的功能，对比分析可以获得更精确的定位和高质量的诊断。

(5)脑血管造影：通过脑血管的造影能够更加了解肿瘤的血液供应情况，搞清楚肿瘤与周围重要血管之间的关系，以及硬脑膜静脉窦的状况(确定其在手术过程中是否可能结扎)。并且，脑血管造影也为术前栓塞创造了条件。在脑膜瘤患者中，有大概一半的人在造影中看清肿瘤的阴影大小。脑膜瘤在造影中的特征比较明显。①脑膜炎血管是一个动脉网，厚度相等，排列整齐，轮廓清晰，包裹形状均匀。②肿瘤会从颈外动脉、颈内动脉或脊柱动脉系统同时接受双重供血。颅前窝基底的脑膜瘤可从眼动脉、筛动脉和前脑动脉获得血液供应；颅中窝基底的脑膜瘤可从中颅动脉和上咽动脉接收血液；脑膜瘤进入颅后窝基底可由枕动脉、脊柱动脉前脑膜分支和后脑膜动脉充血。③血管造影也可发现硬脑膜窦梗阻，特别是大脑镰旁脑膜瘤。根据斜位X射线片评估上矢状窦通畅性更可靠。④肿瘤内的血液循环速度低于脑血流速度，且造影物质常留在肿瘤内。在进行脑血管造影的静脉期，即使在窦期，仍然可以看到肿瘤的染色，即延迟染色。肿瘤血管的特征具有明显且均匀的延迟充填，这样对于诊断是很有帮助的。⑤脑膜瘤周围的脑血管有扭转位移。

上述特征在脑血管的造影中既可同时表现，也可局部出现。

(二)治疗

1.手术治疗

(1)采取手术的办法切除脑膜瘤是比较常用且有效的治疗方法。随着外科微创技术的发展，脑膜炎的手术效果也有所改善，相当一部分患者都可以被治愈，但治愈后也有复发的可能。

(2)手术原理。①体位：一般会根据肿瘤具体的位置选择最佳姿势。侧躺、仰面躺下和俯卧位的姿势都是最常用的姿势。②切口位置：通过影像技术和导航技术能够非常准确的确定肿瘤的位置。进行手术时，对于手术入路的选择应尽量选择距离肿瘤较近的位置，但在选择位置时应注意周围是否有重要的神经和血管；接近颅底肿瘤也应允许最小的脑组织张力。关于切口的设计最关键的一点就是要将肿瘤位于骨窗的中心位置。③手术显微镜的使用：利用手术显微镜可以进行肿瘤的分离，令操作更加精确细致，以达到保护周围脑组织的目的。④对于供血充足的肿瘤，可对供血动脉进行术前栓塞或对供血肿瘤的血管进行术内包扎。⑤被肿瘤破坏的硬脑膜和颅骨应一起切除，这样可以避免复发的可能性。静脉窦经血管造影及术中确认后也可进行切除，硬脑膜和颅骨可通过筋膜或人工替代硬脑膜和颅骨修复。⑥术后处理包括控制颅内压、抗感染、抗癫痫治疗和预防脑脊液外泄。

2. 非手术治疗

(1)放疗:对那些不能进行完全切除的脑膜炎和手术切除后的少数恶性脑膜炎需要进行放疗。

(2)其他治疗方法:目前尚不清楚激素治疗对减缓肿瘤生长是否有效,是否可以对不适合再手术的复发性脑膜炎进行姑息治疗。

3. 术后处理

(1)患者应在手术后 24 ~48 h 内被送往 ICU 进行观察。

(2)严重脑水肿患者术前应在术后静脉注射脱水药物、甲基强的松或地塞米松。

(3)患者从麻醉中醒来后立即评估并记录神经功能。如果出现神经缺损,需要对其原因进行进一步的分析。如果怀疑形成颅内血肿,应马上进行 CT 扫描检查或直接行开颅探查术,以清除血肿。

(4)抗癫痫治疗:当肿瘤影响运动和感觉皮质或患者在手术前有癫痫病史时,应注射静脉抗癫痫药物,以防止术中和术中癫痫发作。术后第一天,患者可在饭后恢复术前(口服)抗癫痫方案。抗癫痫治疗应在手术后至少持续 3 个月,如果没有抽搐,可以逐渐减少剂量,直到取消。对于术前有癫痫病史的患者,应适当延长抗癫痫治疗的时间,通常为 1 ~2 年。

(5)预防下肢血栓形成及肺栓塞:如果患者在手术后出现肢体运动障碍,短时间不能下床,必要时应给予药物(如注射用低分子肝素钙,0.3 mL,皮下靠近肚脐)及弹性袜。

(6)脊髓液流出:患者在术后如有脊髓液流出的情况,可在头高位处,腰椎穿刺可连续引流 2 ~3 d;当脊液流出时,它可以持续 5 ~7 d,通常会自发愈合。如果脊髓积液渗漏仍然没有消除,应考虑重复进行补漏手术。

(三)脑膜瘤的复发及处理

脑膜瘤同其他的肿瘤相同,在进行了首次手术之后,如果发现原发部位有少量的残留,那么极有可能会复发。恶性脑膜瘤和非典型脑膜瘤 5 年期复发率分别为 38% 和 78%。良性脑膜瘤有两种可能复发的原因:第一种是肿瘤对其周围的重要神经和重要血管组织进行了侵袭,在手术时无法全部切除而导致残留物的余下,如海绵窦脑膜瘤;第二种是肿瘤局部生长,接近原发肿瘤或多或少地留下了一些肿瘤细胞。

1. 放疗

放疗可以延长平均复发时间。鉴于使用放疗可能会有不好的副作用,因此对那些肿瘤有可能复发的患者也可建议先接受 CT 或 MRI 检查,等到发现明显复发迹象时可进行放疗。

2. 手术切除

是否再次手术取决于患者的年龄、身体情况、病情进展和生命体征以及各种检查数据。反复手术的结局不仅取决于患者的年龄和一般状况，而且还取决于肿瘤（楔突脑膜瘤）的定位，如果在复发时已发展进入了海绵窦，那么重复手术将更加困难；复发后的脑膜瘤如果已穿透上矢状窦并阻塞，可通过肿瘤切除和上矢状窦闭塞治疗。

一、矢状窦旁脑膜瘤

矢状窦旁脑膜瘤，其肿瘤基底附着在上矢状窦壁上并填充上矢状窦角。有时肿瘤会侵袭窦，甚至引起上矢状窦闭塞。

（一）诊断

1. 临床表现

（1）颅内高压的症状和体征：除了肿瘤本身的质量效应外，颅内压升高的原因也有肿瘤挤压上矢状窦和静脉导致回流血流阻塞。

（2）癫痫：最常见的第一症状，尤其是中心区副窦型脑膜瘤。

（3）局部神经功能障碍：前1/3矢状窦旁脑膜瘤通常因额叶被侵入而出现精神变化；中1/3型最常见的症状是癫痫和进行性对侧肢体瘫痪；最后一个1/3型最常见的症状是视野缺陷。

2. 辅助检查

（1）头部CT和MRI：根据典型的影像学征象和脑膜瘤的位置，可以做出明确的诊断。骨窗CT图像可以提供肿瘤邻近颅骨的侵袭破坏信息。MRI检查可显示肿瘤与脑前动脉的关系、引流静脉的方向，并了解矢状窦的介入程度及其闭塞情况。

（2）脑血管造影：脑血管造影在矢状窦旁脑膜瘤中的诊断意义如下。①了解肿瘤的血液供应动脉。②在脑血管造影的静脉期和窦期中可见肿瘤挤压静脉造成移位，上矢状窦部分被肿瘤阻塞中断。

（二）治疗

1. 手术前评估

根据患者的病史、年龄、医学影像数据和患者对治疗结果的期望，在决定进行手术之前，应评估手术的风险和手术对患者的益处。

2. 头皮切口设计

头皮切口的形状选择一般使用马蹄形，骨皮瓣必须大到足以完全暴露待切除的肿瘤，以及受影响的头骨和硬脑膜。

3. 手术操作

(1)在中线附近钻孔时,应注意下方的上矢状窦。为了避免在通过引导板时遇到困难,可以沿上矢状窦两侧各钻一个孔。

(2)当颅骨被锯开后,通过剥皮将颅骨与硬脑膜进行分离,最后分离上矢状窦(要注意老年患者的硬脑膜不易分离)。

(3)游离骨皮瓣解剖切除后,应立即处理颅壁出血,骨边缘用骨蜡封堵。

(4)硬脑膜表面的出血可以采用电灼或用明胶海绵压住,如果硬脑膜中动脉参与血液供应,则可以进行缝合。上矢状窦表面的出血可以用明胶海绵和棉条在几分钟内止血。硬脑膜悬挂在骨窗周围。

(5)如果颅内板受到肿瘤的影响,可以使用高速机器移除颅骨。如果侵袭范围很广,尤其是肿瘤已经进入颅骨,可以将其与肿瘤一起切除。

(6)中心静脉保存:位于中心区的上脑静脉(中央沟)损伤后,患者术后往往会出现严重的对侧肢体截瘫,因此应尽最大可能保留此静脉。当瘤体过大时,应首先对肿瘤进行体外切除。

4. 手术后处理

矢状窦旁脑膜瘤术后应仔细观察,以发现并发症(如术后的血肿和脑水肿)并及时治疗。

5. 复发及处理

(1)未经完全切除而穿透上矢窦的肿瘤,术后较容易复发。

(2)复发后可进行重复手术,特别是如果第一次手术时矢状窦未被封堵,而矢状窦在重复手术前已被遮挡,则矢状窦可与肿瘤一起切除。

(3)对于不能完全切除的肿瘤,应补充术后放疗。

二、大脑凸面脑膜瘤

大脑凸面脑膜瘤是指肿瘤基底与颅底的硬脑膜或硬脑膜无关的脑膜瘤。大脑凸而脑膜瘤占脑膜瘤的15%。女性和男性的患病比为1.17∶1。

(一)诊断

1. 部位分类

通常将凸面脑膜瘤分为4个部位。

(1)前区:指额叶。

(2)中央区:包括中央前后回感觉运动区。

(3)后区:指顶后叶和枕叶。

(4)颞区:以前区、中央区发生率最高,约占2/3。

2. 临床表现

(1)脑凸性脑膜瘤的病史通常很长。大多数是根据头痛和精神疾病的不同而发生的。超过一半的患者在发病半年后可能会逐渐增加颅内压。

(2)局部神经系统缺陷:当肿瘤位于颞部或后部时,更常见的是四肢运动的敏感紊乱,通过抑制视觉通路改变视野。显性半球的肿瘤也可能导致语言功能障碍。

(3)癫痫:运动受限的发作是常见的,大部分患者的肿瘤位于皮质运动区,表现为面部、手臂和腿部抽搐。

(4)部分病人在头部CT检查时,因头部外伤或其他不适而意外发现。

3. 辅助检查

(1)脑电图:脑电图是诊断凸起性脑膜炎的辅助方法之一,但近年来已被CT和MRI所取代。脑电图(EEG)目前的作用是确定患者手术前后癫痫的发生率,以及评估抗精神病药物的疗效。

(2)头部X射线片:可发现颅骨针状增生、内板组织变厚或颅外骨板增厚。

(3)头部CT和MRI:根据脑膜瘤的常见情况,可以及时诊断该疾病。MRI研究可以反映凸脑膜瘤的大小和结构、脑组织的水肿状态以及肿瘤与主要脑血管之间的关系。在对比MRI增强图像中,60%~70%的脑膜瘤的下硬脑膜会有改善,称为“脑膜尾症状”,这是脑膜瘤的一种特殊表现。

目前,大多数样本被视为反应性增强的正常组织或血管组织,有些是肿瘤浸润,手术中应进行裸露并实行切除,以实现肿瘤完全切除。

(4)脑血管造影:脑血管造影对诊断脑凸性脑膜瘤不是必需的。如果手术前怀疑肿瘤与上矢状窦有关,应通过脑血管造影或MRI进行判断。脑血管造影还显示肿瘤的血液供应和动脉(颈内动脉或颈外动脉)的血液供应基础。

(二)治疗

1. 手术前评估

全切除术后脑膜瘤的复发率非常低。手术后的主要并发症是肢体功能障碍、癫痫发作和手术区血肿。根据每位患者的病史、检查结果和影像学特点,在对手术的风险和成本以及对患者的益处进行全面评估后,进行手术考虑。

2. 手术操作

(1)皮瓣和骨瓣可以一起打开,也可以在钻孔后取出骨瓣。当肿瘤侵入和穿刺颅骨时,被侵蚀的部分可以用锉刀锉平,如果内板组织只是被侵蚀,受影响的内板可以用颅钻取出。

(2)脑膜瘤发生在颈外动脉供血的脑凸面,开颅切开骨皮瓣是整个手术中出血最多的阶段，应采用电凝固、缝合或硬脑膜切开等方法来止血。

(3)仔细地用手指触诊硬脑膜，可以确定肿瘤的边界，硬脑膜是在肿瘤周围从外部切开的，以减少脑组织的暴露。应切除被肿瘤损伤的硬脑膜并用假硬脑膜或筋膜治疗。

(4)肿瘤分离和切除。肿瘤的切除和暴露可以交替进行，逐渐分离大网膜和脑组织表面的肿瘤，用棉签保护脑组织。当肿瘤较小时，可以完全切除肿瘤。当肿瘤较大时，可以用超声波吸波器(CUSA)逐渐吸出肿瘤内容物，然后与肿瘤表面分离，避免脑组织过度张力。一些轻质血管为肿瘤提供血液，在肿瘤和肿瘤床之间凝固后可以切断，在肿瘤与大脑分离之前，放置棉签。注意保护邻近血管(包括动脉和静脉)和功能皮质，必要时使用神经导航系统检测重要结构(如中央沟)。

(5)止血后颅骨闭合：完全止血后可闭合头部，直至血压恢复到术前水平，手术场有活动性出血。紧密(防水)缝合或硬脑膜修复，骨皮瓣收缩固定，头皮常规缝合且无须在常规条件下安装引流。

3. 手术后处理

(1)患者应在深切治疗部或术后麻醉病房接受观察，直至麻醉苏醒为止。

(2)如果患者术后昏迷，有癫痫发作，醒后再次出现意识模糊或新的功能障碍，应立即进行脑 CT 扫描，以确定术后(水肿)血肿。

(3)使用抗癫痫药物。抗癫痫药物应在手术后常规处方，以防止癫痫发作。应保持血液中抗癫痫药物的有效浓度。通常，当患者完全清醒时，以 1 mg/(kg·h)的剂量连续泵送瓦尔普罗酸钠长效片，然后口服。

(4)如患者肢体有运动障碍，患者的肢体在手术后应被动运动，以防止关节不动及深静脉血栓形成。为了防止深静脉血栓形成，患者可以穿压缩袜。

三、脑室内脑膜瘤

脑室内脑膜瘤见于脑室血管丛的蛛网细胞中，并不常见，约占颅内脑膜瘤的2%。

(一)诊断

1. 临床表现

(1)颅内高压症状：侧脑室脑膜瘤早期症状不突出，等到发现是瘤体基本都已较大，患者颅内压升高，表现为阵发性头痛、呕吐、视神经盘水肿。肿瘤在位置改变时挤压脑室间的孔隙，使得颅内压迅速升高，第三和第四脑室的脑膜瘤可在早期引起脑脊液循环紊乱，导致阻塞性脑积水，因此颅内压升高的症状表现较早。

(2)脑功能障碍：当肿瘤长出包膜时，可发生对侧偏瘫。如果肿瘤位于优势半球，也可能发生敏感性或运动性失语。其他包括各向同性偏头痛和罕见癫痫。

2. 辅助检查

(1)头部 CT 和 MRI:CT 和 MRI 是诊断室内脑膜瘤最可靠的方法。

(2)脑血管造影:清楚地看到是哪些血管为肿瘤供血。引起侧脑室脑膜瘤的动脉是脉络膜前动脉和脉络膜后动脉。在脑血管造影中,这些血管增厚且迂曲,远端分支显示动脉网络,导致肿瘤,随后是正常的圆形脑膜瘤。

(二)治疗

1. 手术前评估

脑室内脑膜瘤发现时通常较大,应尽快检查并尽快手术治疗。根据 CT 和 MRI 研究、室内肿瘤的定位、与室间孔和输水管的关系及其与脑积水的关系,选择适当的手术通路。非典型室内脑膜瘤应与室内管膜瘤、血管丛乳头瘤、胶质瘤和癌症区分。

2. 手术入路

(1)侧脑室脑膜瘤手术选择原则:①肿瘤发生途径短。②肿瘤的血液来源可早期发现。③尽量避免视觉辐射的有害影响。

(2)一般手术方法包括以下内容:①三角通路,它更常用于侧脑室三角形区域的脑膜炎,可以减少术后患者四肢无力和视野缺陷的发生。在条件允许的情况下,可以使用神经导航技术准确地确定脑膜炎在三角形区域的定位,并且只能使用 2 ~ 3 cm 的沟槽切口切除脑室深处切片中的肿瘤。手术安全,术后并发症少,但早期治疗时肿瘤供血稍有恶化。②中颞回通路:可用于肿瘤位于侧脑室颞角的患者,但这种通路会引起视觉放射性损伤,若要尽可能的保住语言区功能,则最好不要选在优势半球进行手术。③纵裂胼胝体入路:主要用于切除靠近侧脑室前部的肿瘤。大脑皮质的损坏会导致癫痫的发生。④后脑中路:适用于第四脑室脑膜瘤。

3. 手术操作

(1)在离肿瘤最近的大脑皮质或非功能区域选择合适的凹槽(如顶叶间凹槽),避开视辐射纤维,将凹槽分开 2 ~ 3 cm,进入侧脑室三角形。当第四脑室的脑膜瘤通过骨下中路裸露时,可以通过分离两侧的小脑-髓鞘 Fisses 和抬高两侧的小脑扁桃体而不切割小脑下部蠕虫来裸露第四脑室。

(2)尽快暴露阻塞肿瘤的供血动脉(如前绒毛状动脉)。

(3)当肿瘤小于 3.0 cm 时,可以分离并完全切除。在肿瘤体积较大的情况下,应在肿瘤前将其切成碎片,体积缩小后将残余的肿瘤壁拔出。不应进行完全切除,以免损害肿瘤周围的脑组织,特别是侧脑室壁。

(4)避免出血进入对位脑室或第三脑室。止血不能马虎,要彻底。

(5)硬脑膜缝合紧密,无须在脑室内安装引流管。如果安放了引流装置,通常不超过 5 d。

四、嗅沟脑膜瘤

嗅沟脑膜瘤是一种颅底脑膜瘤类型，其基部位于颅前窝的筛板（硬脑膜），占颅内脑膜瘤的8%～13%，一般发病者多为女性，男女比例大概是1∶1.2。嗅沟脑膜瘤可以双向或单向生长。

（一）诊断

1.临床表现

（1）颅内高压的症状一般不明显，一旦出现较为明显的症状时，瘤体通常已经很大。

（2）神经功能衰竭。①嗅觉障碍：在嗅沟脑膜瘤早期，单侧气味会逐渐消失，但不易捕捉。②视力损害：可能由颅内压升高或视神经压迫肿瘤引起。③心理症状：出现面神经内表面损伤，表现为行为改变、无意识记忆和行为丧失，情绪激动，出现幻觉和妄想。成年人可能会经历抑郁症。④癫痫和震颤：一些患者可能患有癫痫。在高度恶性肿瘤中，内囊或基底节受压，患者有锥体疾病或四肢震颤的症状。⑤其他因素：肿瘤长入鼻腔，患者因鼻出血而寻求治疗。

2.辅助检查

（1）头部X射线片：颅前窝底，包括筛板和眶顶骨质，可见轮廓模糊的骨变薄或侵蚀，也可能是筛板骨增生和眶顶。

（2）头部CT和MRI：MRI可清楚显示肿瘤与周围血管（如视神经、额叶、大脑前动脉等）的关系。CT可以反映颅骨的骨转换，而MRI并不能准确反映。

（3）脑血管造影术：外部图像显示，内脑的垂直段偏移回一个弧形。大部分筛窦和眼动脉位于增厚的伤口一侧，远端分支扩大或栅栏为颅前窝提供血液。

（二）治疗

1.手术前评估

（1）要对患者的基本信息情况进行评估，如年龄、身体状况、心肺等器官的功能等。

（2）根据肿瘤扩散、肿瘤周围脑水肿程度、肿瘤与视神经、脑前动脉等大结构的关系，以及肿瘤是否突出于筛窦和额窦等的影像学分析，制定相应的手术方案，包括手术通路的选择、手术难度和相应的治疗、术后可能出现的并发症等。并告知患者和家人上述情况。

（3）手术后无法恢复避免嗅觉受损。那些在手术前视力非常差的患者在手术后不太可能康复，甚至更糟。

2. 手术操作

(1)手术的入路。有两种选择:单侧前额颅切开术和双侧前额颅切开术,进行硬脑膜内肿瘤切除术。①颅前窝底部中段应尽量裸露。将患者面朝上放在床上,头部向后仰30°,这有助于额叶底部从颅前窝底部自然下垂,并减少手术中脑组织的拖曳。②骨窗前缘应尽可能靠近颅前窝底部。③如果额窦是开放的,应小心关闭,以防止术后脊髓积液鼻流。④为了保护上矢状窦,分别在窦两侧钻孔。钻孔后用拉拔器最大限度地分离骨孔周围的硬脑膜,并用铣刀切割骨皮瓣。开骨皮瓣时小心剥离骨板下的上矢状窦,自由取出骨皮瓣。⑤硬脑膜和上矢状窦出血可用明胶海绵压。⑥硬脑膜切开时,如果遇到连接静脉,应尽量保护,必要时可采用双极凝固法对其进行燃烧。

(2)脑积液渗漏及颅底重建:①切勿划伤筛板过多,以免损害硬脑膜和筛板,从而可能导致术后脑脊液鼻漏。然而,如果硬脑膜甚至骨骼被肿瘤击中,则应切除并用适当的材料修复。②颅底缺损采用钛板治疗。硬膜缺损用自体筋膜或其他材料治疗。

3. 术后并发症及处理

(1)脑脊液鼻漏与颅内疾病:①额窦严密封闭。②开放筛窦后,重建颅底。③抗感染。

(2)手术后癫痫:抗癫痫治疗。

4. 脑动脉损伤

(1)如果神经周围的蛛网膜仍为阴性,可以根据显微镜仔细分离。

(2)在直视下分离肿瘤中心,尽量避免盲目拉动肿瘤,以防止神经或其分支粘连断裂。

(3)如果粘附紧密,必要时部分肿瘤保持完整。

5. 视力视野障碍

(1)避免拉伸等可能导致视神经直接损伤和视神经交叉的手术。

(2)最大限度地保护视交叉血管和视神经血管比保护视神经解剖完整性更重要。

五、鞍区脑膜瘤

鞍区脑膜瘤又称鞍上脑膜瘤,包括起源于鞍结节、前床突、鞍隔和蝶骨平台的脑膜瘤。

(一)诊断

1. 临床表现

(1)头痛:主要在前额,但也可表现为眼眶疼痛和隐痛。

(2)视力和视力障碍:几乎所有囊旁脑膜瘤患者的视力和视野都存在一定程度的损

伤,其中80%以上是第一症状。视力障碍更常见于双颞偏盲或单侧失明在另一颞偏盲。在检查眼底时发现了福斯特-肯尼迪综合征。原发性视神经萎缩可高达80%,严重时伴有双侧萎缩。

(3)精神障碍:可能发生如无精打采、无意识、焦虑等。这可能与额叶远端的肿瘤压迫有关。

(4)内分泌功能障碍:性欲丧失、阳痿和闭经。

(5)其他:个别患者主要抱怨嗅觉丧失、癫痫和动眼神经麻痹。

2. 辅助检查

(1)头部X射线片:可看到梭状节骨增生和邻近楔形区,有时可看到背梭状节骨再吸收。

(2)脑CT与MRI:①在注射造影剂后鞍内等密区或高密区的CT影像中可看到副囊性脑膜瘤肿瘤影像明显增强,骨窗影像显示囊性结节内骨密度或松散增大。②当怀疑马鞍病变时,通常首先使用MRI检查。这项检查可以清楚地揭示肿瘤与大脑、颈动脉和颅底的关系。矢量和冠状动脉扫描可以确定肿瘤、鞍和视神经交叉之间的关系。③高密度快速超声区域的病变,应注意通过脑血管造影识别动脉瘤,以防止术中意外事件。

(3)脑血管造影:典型的特征是前脑动脉在前额影像中的抬高,双侧前动脉的起始段形成半圆。通常眼动脉增厚且有分枝,供血肿瘤,且肿瘤明显染色。

(二)治疗

1. 手术入路

(1)经额底入路。

(2)翼点入路。

(3)经半球间(前纵裂)入路。

2. 肿瘤切除

(1)首先对肿瘤基底进行治疗,切断肿瘤的动脉。

(2)大肿瘤时不应尝试进行全切除,应先进行肿瘤内块切除以减小肿瘤体积。

(3)在分离的过程中切除瘤壁。一般来说,对侧视神经和视交叉首先分离,其次是对侧视神经和交感交叉。颈动脉或其分支周围的脑膜瘤不需要切除,以避免损伤的严重后果。

(4)当肿瘤较大时,肿瘤的尾部通常会与下丘脑和内部动脉(包括其分支和相互连接的动脉)粘连,在分离过程中应注意预防。

(5)理想情况下,能通过手术完全切除肿瘤,然而,有时由于肿瘤的大小以及与视神经和颈内动脉的关系,通常很难完全切除副囊性脑膜瘤。在这种情况下,不应强制完全切除,并且可以在胶囊内最大限度地切除肿瘤,以达到充分减压视神经的目的。

3. 手术后并发症

(1)视神经损伤:术前视力越差,视神经抵抗手术损伤的能力越弱。手术中不要切除靠近视神经的强行残留肿瘤。但即便如此,本已不佳的视力也不可避免地进一步恶化。

(2)嗅觉神经损伤。

(3)血管损伤:肿瘤较大时,可挤压甚至包括颈内动脉、前连接动脉、前、中脑动脉及其穿孔分支。血管损伤可能发生在切除肿瘤中的血管或切除整个肿瘤的手术中。如果重要动脉受损,应尽可能进行显微外科矫正。此外,手术过程中有引起脑血管痉挛的可能性,这也可能导致术后脑梗死。

(4)下丘脑和垂体柄损伤:表现为对意识、发热和电解质平衡的影响,结果严重,对患者有害。通常,由于肿瘤体积大,它会在下丘脑和垂体柄或其供血动脉中发芽,在肿瘤分离时引起直接或间接(血管损伤或痉挛)损伤。每天至少两次监测电解质,纠正电解质失衡,记录每日利尿量,如果患者利尿量超过每小时 200 mL,持续 2 ~ 3 h,应注射丹宁普鲁辛或凝血疗法(注意:应从低剂量开始,以防止尿潴留);用冰毯给高热患者降温;激素替代疗法等。

(5)脑脊液鼻漏:在手术中打开额窦或筛窦、打开楔形窦时较为常见,由于继发感染(脑膜炎),可能导致严重后果。手术中应将额窦密封,并仔细缝合颅底硬脑膜和颅骨缺损。一旦发生这种情况,可以进行预防性消炎治疗,也可以同时进行短期腰椎穿刺和脊髓液引流,而且大部分可以自行治愈。那些不能治愈自己的人应该想办法修复它。

六、蝶骨嵴脑膜瘤

蝶骨嵴脑膜瘤属于来自蝶状骨大翼和小翼边界的脑膜瘤,占所有颅内脑膜瘤的 10.96%。男女发病比例约为 1∶1.06,蝶骨嵴脑膜瘤分为内侧、中侧和外侧 3 种类型。三分之一的蝶骨嵴内脑膜瘤,也被称为床突脑膜瘤,与鞍旁脑膜瘤具有类似的临床表现。

(一)诊断

1. 临床表现

(1)颅内压升高:通常不是第一症状,无论哪种类型的蝶骨嵴脑膜瘤都可能出现在大肿瘤中。

(2)局部症状和体征:取决于肿瘤的定位和生长方向。①视力和视觉障碍:内侧型更常见。在早期,视神经会直接被瘤体挤压,并导致硬脑膜和视神经孔以及视通道的破坏,进而导致视神经病变甚至失明。②眼球外凸:肿瘤萌发进入眼内或上眶缝,眼静脉无法正常回流。③颅脑神经功能障碍:内侧型脑膜瘤通常会影响颅神经,包括颅神经第三、第四、第六和第五分支第一支的损伤,类似于空泡窦综合征,如瞳孔散大、光反射、角膜反射和眼动障碍。④精神方面的症状。⑤癫痫：主要发生在颞叶癫痫。⑥局部骨质的变化：侧型蝶骨嵴脑膜瘤可浸润至颞骨，导致颧颞骨突出。⑦对侧肢无力。⑧其他：例如嗅觉障碍。

2. 辅助检查

(1)头部CT和MRI：肿瘤呈球形发展，表面边缘边界清晰，对比后肿瘤阴影明显增强。CT还可显示蝶形骨的破坏或增生以及钙化的存在或不存在。MRI研究可以显示肿瘤与周围软组织之间的联系，包括脑叶、颈内动脉、前、中脑动脉、视神经等。

(2)脑血管造影：表明是哪条神经供应肿瘤，肿瘤与主神经的连接。

(二)治疗

1. 手术前评估

(1)患者年龄，一般状况，心、肺、肝、肾功能及全身性疾病，应以全身麻醉下手术的耐受性来评定。

(2)根据患者的表现症状，结合影像学资料，评估手术的难度及可能出现的并发症、肿瘤完全切除的可能性等。①MRI可以确定肿瘤与周围脑膜瘤组织之间的关系，边界清晰、完整的蛛网膜在手术中更容易分离。②广泛切除所涉颅底和硬脑膜，可预防术后肿瘤复发。然而，颅底重建对于防止术后脑脊液外泄是必要的。③内侧肿瘤可环绕视神经和颈内动脉，或侵入至上眶缝和腔窦，且常不能完全切除。术后常留有残余症状，部分神经功能障碍更为明显。④对于内脏肿瘤，手术应选择有严重临床症状或影像学研究表明肿瘤正在生长的年轻患者。老年患者术后并发症和死亡率较高，因此手术干预的选择必须谨慎。如果肿瘤小且明显，可考虑对症状明显的患者进行放疗。关于外侧肿瘤通常考虑手术治疗。

2. 手术入路

无论是内侧脑膜瘤还是外侧脑膜瘤，目前都采用以翼状突起为中心的额颞通路(翼状通路或改良翼状通路)。

3. 手术操作

(1)肿瘤外露：侧裂分离可看见肿瘤样子，降低对脑组织的伤害，明确大脑中动脉及其分支与肿瘤的关系。如果肿瘤被一层很难保留的薄脑组织覆盖，这层脑组织就可以切除，以使肿瘤裸露。

(2)肿瘤切除术：①当内脏肿瘤直径大于2 cm时，应将其块状切除，以免损伤重要血管和神经组织。②首先治疗肿瘤基础。如果肿瘤阻断了基底治疗，也可以在肿瘤内部切割，并且在基底暴露后，肿瘤的血液供应可能停止。③将肿瘤沿外缘进行剥离，注意保护颈内动脉、前脑动脉、中脑动脉干支、视神经、下丘脑和垂体茎等重要结构。如果分离困难，可能会留下与之融合的肿瘤壁的一部分，不可强行分离，以避免对患者造成严重后果。④为了防止颈动脉破裂,颈内动脉破裂后,可以使用海绵和静脉来预防出血,同时可以在患者颈部对颈动脉进行压迫,以降低血液中的压力,并在显微镜下缝合,或用动脉瘤周围的夹子修复破裂的颈内动脉。如果不起作用,则对颈内动脉进行包扎,并同时对颞表面动脉和脑中动脉分支进行吻合术,以降低术后脑缺血损伤的程度。⑤硬脑膜治疗:检查肿瘤切除后硬脑膜损伤程度。治疗可使用自体骨膜、筋膜、阔筋膜或人工硬脑膜,并进行缝合,以防止术后脑脊液外泄。⑥手术后如无须脑脊液引流(以防止脊髓液泄漏),应在手术结束时取出腰椎穿刺和引流管。

4. 术后并发症及处理

(1)术后颅内压升高:术后颅内血肿、脑水肿、脑挫伤和脑梗死都有可能引起颅内压升高。如果这种严重的情况得不到及时发现和治疗,可能会导致脑疝,威胁生命安全。因此应随时监测,必要时进行计算机断层扫描,应加强脱水和激素治疗,保守治疗无效时应进行手术干预,及时切除血肿、水肿和坏死脑组织,必要时进行颅骨减压开颅手术。

(2)术后癫痫。

(3)术后脑梗死。

(4)深静脉血栓形成及肺栓塞。

(5)对无法完全切除的蝶骨嵴内侧脑膜瘤患者,术后可补充放疗,延长肿瘤复发时间。如果肿瘤复发,可考虑再次手术切除。

七、海绵窦脑膜瘤

海绵窦脑膜瘤是在海绵窦壁内发育或涉及的脑膜瘤。手术切除难度大,难以完全切除,术后多并发症。

(一)诊断

1. 临床表现

(1)头痛:海绵窦脑膜瘤原发性疾病的症状出现较早,疾病的早期症状通常是头痛。

(2)颅神经功能障碍:当出现相应的症状和体征时,大多数第三、第四、第五和第六颅神经,如眼外肌无知觉和三叉神经的第一、第二分区疼痛增强。肿瘤压迫视神经会导致视力受损和视野障碍等。

(3)眼睛突出。

(4)脑膜瘤发生于颅骨的其他部位,患者早期会先出现肿瘤原发部位的症状,后出现涉及海绵窦被损伤后的症状。

2. 辅助检查

(1)头部 CT 和 MRI:首次诊断海绵状脑膜瘤符合肿瘤所在区域和脑膜瘤特异性。注意区分原发和继发,因为后者的瘤体通常较大,因此可能伴有骨破坏、周围脑水肿和脑组织压迫等现象。

(2)脑血管造影:可以了解患者颈动脉与肿瘤之间的关系,如颈动脉的运动或周围环境,虹吸曲线的增加等。此外,脑血管造影也有助于鉴别海绵窦血管瘤。

(二)治疗

1.治疗方法的选择

治疗方法一般有以下3种。

(1)临床观察。

(2)放疗。

(3)手术治疗(或"手术治疗+放疗"综合治疗)。①对不同年龄的患者,只要症状不严重,即可暂时进行观察,并定期进行临床及影像CT及MRI检查。当发现肿瘤发生了变化时,应考虑放疗或手术。②放疗推荐给症状明显且术后肿瘤复发的老年患者。③如果患者的整体病情允许,并且海绵窦的症状日渐恶化,若患者了解并接受自己目前的病情、手术治疗目的及术后有可能发生的并发症,即可考虑手术治疗。

2.手术治疗

(1)手术方法:一般方法包括以下两种。①翼侧通路:通过切断颧骨弧线,可以减少脑组织的张力。②颅眶颧入通道。

(2)手术原则:①不必将肿瘤进行完全切除。如果解剖结构不清楚,或者肿瘤与颅神经、颈内动脉等重要结构紧密结合,对肿瘤进行全面切除必然造成损伤。在进行手术时可以选择对肿瘤进行次全切除或大部切除的方法,随后进行放疗。②如果在肿瘤切除过程中,海绵窦出现出血状况,应注意确定出血源。静脉窦出血应用明胶海绵、止血纱布或可以止血的工具进行修复,一般比较好控制;如果是颈内动脉出血,则要想办法进行修补。

八、小脑桥脑角脑膜瘤

小脑桥脑角脑膜瘤主要是指发生在岩骨后面(内耳道后面)的脑膜瘤。小脑脑桥角肿瘤的发病率仅次于听神经瘤和胆脂瘤。

(一)诊断

1.临床表现

(1)肿瘤生长缓慢,早期症状不明显。

(2)颅内压升高:在肿瘤较大的晚期更为常见。

(3)局部神经功能障碍:①第一位是听觉神经损伤,表现为耳鸣和听力损失。②面部抽搐或轻度至中度瘫痪。③面部麻木,角膜反射消失,颞肌萎缩,个别患者会有三叉神经痛的出现。④小脑症状和体征,包括行走不稳、水平震颤和受影响肢体共济失调。⑤后一组颅神经功能障碍,包括声音沙哑、喝水后易呛咳和吞咽不畅。

2. 辅助检查

(1)头部 CT 和 MRI:①MRI 是诊断小脑脑桥角脑膜瘤的首选。②小脑脑桥角脑膜瘤在 MRI 上边界清晰,呈椭圆形和基部宽;当不加强时,通常会显示 T_1 和 T_2 信号。MRI 可以明确肿瘤与周围结构之间的关系,尤其是大脑和主动脉受压情况。③CT 可显示肿瘤钙化、石质骨破坏或增生,内听道通常不扩张(这可与听神经神经质瘤区分),有时可见石质骨尖增生或破坏。

(2)脑血管造影:正面影像可显示后脑动脉和上小脑动脉向内和向上偏移。当肿瘤发展到斜面时,基底血管向不同方向运动。在外部图像中,可看见小脑后下神经的变性向下移动,可见肿瘤被染色。脑血管造影通常不用于诊断小脑脑桥角脑膜炎。

(二)治疗

1. 治疗方法的选择

(1)对于轻度有小脑脑桥角脑膜瘤症状的患者,可进行手术,也可进行随访。

(2)当肿瘤<3 cm 或患者在全身麻醉下不能忍受手术,或患者拒绝手术时,可考虑进行立体放射学手术。

(3)当肿瘤>3 cm 时,当患者有明显症状或无症状但肿瘤生长迅速且血管逐渐扩大时,建议进行手术。

2. 手术治疗

(1)手术通路:①枕下乙状窦。②颞底板通过小脑幕通道。

(2)外科手术(以乙状窦后入路为例):①从背部到前部的电凝,以分离肿瘤和连接在无名石后面的点,以阻断肿瘤的血液。②当Ⅸ和Ⅹ对大脑围绕肿瘤时,应小心分开,以避免受伤。如果肿瘤较大且与附近血管或动脉紧密结合,应首先进行肿瘤内梗阻性切除(超声抽吸),然后在肿瘤体积较低时进行连续切割,最后切除肿瘤壁。③切除受影响的硬脑膜和天幕,双极电凝或激光治疗在难以防止肿瘤复发时可使用。④神经导航下切除桥小脑角脑膜瘤可减少主神经损伤,提高手术效果。⑤电凝应尽可能靠近肿瘤,并应切开供应肿瘤的血管。肿瘤切除时,应注意诊断和保护结岩静脉、小脑上动脉、小脑前下动脉、小脑后下动脉、内耳动脉、脑干和周围颅神经。如果肿瘤与神经细胞紧密结合,则不应切除肿瘤,多余的肿瘤应采用双极电凝或激光烧灼治疗。⑥在外科手术中,神经生理学监测有助于识别和预防面部、感觉和三叉神经。⑦术中刺激大脑、三叉神经或后颅神经可能导致心率和血压发生重大变化。在严重的情况下,手术应该暂停。

3. 术后并发症

(1)颅神经功能障碍:如面神经麻痹、听力损失、三叉神经扩散敏感障碍等。个别患者也可能出现面部疼痛。当后组颅脑神经功能受损时,患者的咳嗽反射将会减弱或消失,可能导致误吸,必要时进行预防性气管切开术。

(2)脊髓液渗漏:主要是乳突硬脑膜或空气室缝合不充分所致。

(3)小脑挫伤、水肿甚至血肿:由于手术时小脑张力很强。在严重的情况下,患者可能会出现呼吸停止。如果在手术中发现异常小脑水肿,应及时确定病因,必要时解除挫伤的小脑水肿,切除血肿。术后应随时监测病情的变化,必要时进行 CT 复查结果,确认颅内血肿或明显脑水肿时,应及时进行二次手术。

九、岩骨斜坡脑膜瘤

岩骨斜坡脑膜瘤,其底部位于三叉节加深处、内耳门和颈部结节上方。在临床上很常见,约占所有颅内脑膜瘤的6.47%。女性占多数,男女比例约为1∶4。

(一)诊断标准

1. 临床表现

(1)颅内压升高的症状和体征:头痛是本病的常见症状,治疗过程中经常出现视神经盘肿胀。

(2)多组颅神经衰竭:①第四颅神经损伤常见,患者面部麻木、颞肌萎缩、角膜反射消失。②失明。③听力损失。④周围面神经麻痹。⑤肿瘤的向下发展可影响后组颅脑神经,导致呕吐反射消失,喝水时窒息,吞咽困难。

(3)共济失调:肿瘤压迫小脑桥,表现为步态不稳和分支共济失调。

(4)四肢运动障碍及脊柱体征:主要由脑干压迫引起。

2. 辅助检查

(1)头部 X 射线片:可见骨增生或岩斜区吸收,有时肿瘤内钙化。

(2)头部 CT 和 MRI:能清楚显示肿瘤并确认诊断。

(3)脑血管造影:可见基底动脉向背弧和对侧弧移动,管径变细。

(二)治疗

1. 手术前评估

(1)对于全身麻醉,应评估患者的年龄、身体状况以及心脏、肺、肝和肾功能等状况。

(2)根据临床数据和影像学特征选择合适的手术方法,评估肿瘤全切除的可行性,并为家属描述手术后的并发症。

(3)肿瘤的柔软度和硬度可以首先通过 T_2 相位信号来确定。

(4)由于患者在手术前通常有轻微症状,但手术治疗困难,术后有许多并发症,因此应在手术前经常为患者及其家人描述上述情况,以达到最佳预后。

2. 手术入路

(1)颞下经小脑幕入路:传统方法操作简单,可通过岩峰的磨除引起岩尖区的暴露。然而,这对颞叶的牵拉较多,Labbe 静脉受伤的可能性就越高。

(2)枕下乙状窦后入路:传统的入路方法是被精神科医生认证的。缺点是肿瘤需要从面部神经、听觉神经和侧颅神经的不同部位间隙对肿瘤进行切除。该方法的路径较长,对腹侧细胞有负面影响。

(3)乙状窦前入路:这是推断岩骨斜坡脑膜瘤的其他方法之一。从不同层面上,可分为三种类型:乙状窦前和迷路后入路、经迷路入路和经耳蜗入路。这种方法的优点在于,颞叶的牵引力小,Labbe 静脉神经得到很好的保护,与肿瘤的距离短,对脑干的腹侧进行了很好的暴露。如果患者的听觉良好,手术中应尽量避免损伤半规管和内淋巴囊。用骨蜡紧密封闭岩骨气腔,以防止脑脊液漏。

3. 分离和切除肿瘤

(1)在手术显微镜下,首先进行肿瘤内块切除,在获得足够的空间后,对基底肿瘤进行双极电凝治疗。

(2)通常位于三叉神经的前部和后部,严格沿着肿瘤和大脑之间的蛛网膜界面。

(3)肿瘤块切除术。严禁因想要完成整体的切除而增加颅神经与神经干之间的牵引力。

(4)手术中必须仔细识别和保护基底神经及其供应神经干的分支。

(5)如果肿瘤和脑干连接紧密,可能会有部分肿瘤残余,术后并发症不应因肿瘤全切除而引起。

4. 手术并发症

(1)颅神经功能障碍:滑车神经、外展神经和三叉神经最有可能受损,其次是面部神经、听觉神经以及后组颅神经功能障碍。

(2)滤波器位移不确定性。

(3)技术援助。

(4)脑脊液漏:原因是手术中取出岩骨时,骨蜡未紧密闭合。为避免有脑脊液渗出,手术时应紧紧挤压硬脑膜,如有必要,硬脑膜中填充肌肉或脂肪。在术后脑脊液漏的情况下,可以使用腰椎穿刺进一步引流脑脊液。

(5)对于脑挫伤、脑内血肿、Labbe 静脉损伤等,手术中应避免过度拉伸颞叶。

(6)下肺动脉和肺栓塞:通常由长期不下床活动引起,肺梗死可导致猝死。应鼓励患者术后尽快下床进行适量活动,否则应采取药物治疗(如注射用低分子量肝素钙)和弹性袜等预防措施。

十、枕骨大孔脑膜瘤

枕骨大孔脑膜瘤是指发生在枕骨大孔周围的脑膜瘤。这种类型的脑膜瘤非常罕见,最常见于枕骨大孔的前缘,可导致延髓和颈椎后部的压迫感。女性患病的可能性更大。

(一)诊断

1. 临床表现

(1)这类疾病持续时间长,发展缓慢。

(2)局部症状明显,颅内压升高的症状通常很罕见(当伴有阻塞性脑积水时可能发生)。①颈部疼痛:大多数发生在早期,通常发生在一侧肢体。②虚弱和/或麻木,伴有锥体征:单侧或双侧上肢较为常见,可能伴有肌肉萎缩、疼痛或体温降低等。③后组的颅神经功能衰竭:声音嘶哑、饮水时呛咳、吞咽障碍、一侧舌肌萎缩和舌延伸偏斜。④平衡:如步态不稳。

2. 辅助检查

(1)头部 MRI 检查:它是诊断枕骨大孔脑膜瘤的首选和合适的诊断方法。根据脑膜瘤的影像学特征,可以做出准确的诊断。

(2)脑血管造影:报告肿瘤与椎动脉及其分支的关系。

3. 手术前评估

(1)对于全身麻醉,应评估患者的年龄、一般状况以及心脏、肺、肝和肾功能等状况。

(2)根据病历和影像学资料,选择合适的手术方法,评估术中并发症和术后并发症,并向家属作出说明。例如,由于肿瘤接近大脑、椎动脉或延髓,肿瘤不能完全切除。术后造成的吞咽困难和呼吸障碍可以采用气管切开进行治疗。

MRI 检查可清楚显示肿瘤的位置和发展、延髓受压程度以及肿瘤与组织的关系。肿瘤的柔软度和硬度首先由相位信号 T_2决定。随着延髓 T_2相位信号的增加,延髓和肿瘤之间相互作用的丧失表明肿瘤已经破坏了延髓中心的软脑膜。

(二)治疗

1. 手术入路

(1)枕下正中入路:适用于延髓背侧和背外侧的肿瘤。

(2)远侧(极侧)入路:治疗枕骨大孔脑膜瘤的常用入路。腹侧和腹外侧髓质脑膜瘤可直接看到腹侧髓质和枕骨大孔内边界。使用这种方法,可以早期治疗肿瘤基底,切断肿瘤的血液供应,减少延髓的牵拉作用。枕髁后部 1/3 可选择性切除(远外侧经髁入路),以保留腹侧髓质。

(3)经口入路:适用于延髓腹侧肿瘤。由于脑脊液渗漏和限制的发生率高,目前很少使用。

2. 分离和切除肿瘤

(1)在手术显微镜下,首先进行瘤内组织切除,然后在获得足够空间后,对瘤的基底进行双极电凝治疗。

(2)将肿瘤的血液供应途径切断之后瘤体会变软,然后严格按照肿瘤与延髓的蛛网膜界面向外拉动和分离肿瘤。

(3)按照“一边处理基底、一边分离、一边切除”的操作原则,分块处理肿瘤。严禁因力求完全切除肿瘤而增加延髓的牵引和压迫。

(4)利用显微镜小心分离和保护颅血管和主要血管。

(5)如果肿瘤符合延髓或椎神经等主要结构,小肿瘤细胞将保留,而不是使这一重要结构实现肿瘤切除,导致手术后严重并发症。

3. 术后并发症及处理

(1)呼吸系统障碍:通常由延髓的直接或间接(血管痉挛)损伤引起,导致呼吸衰竭或膈肌疼痛。建议早期行气管切开以保持气道开放,必要时使用呼吸器。

(2)后组颅神经损伤:发生于饮水时呛咳、吞咽受阻和罕见的咳嗽反射(可导致误吸)等,可为开放呼吸提供鼻胃营养。

(3)肢体运动和疼痛感觉问题:由延髓损伤或椎动脉痉挛引起。按摩和被动运动可以防止关节和韧带的紧张和收缩。高压氧治疗有助于肢体功能重建。由于长期卧床,应使用药物(如注射用低分子量肝素钙)和弹性手套,以防止下肢静脉血栓栓塞和肺栓塞。

十一、恶性脑膜瘤

恶性脑膜瘤是指某些具有恶性肿瘤特征的脑膜瘤,其特征为原发部位肿瘤复发和颅外转移,这类肿瘤在脑膜瘤中占到了0.9%~10.6%。转移是恶性脑膜瘤的特征之一。

(一)诊断

1. 临床表现

(1)发病的平均年龄明显低于良性脑膜瘤。

(2)病程不长,发展迅速。

(3)颅内压升高的症状如头痛非常明显。

(4)癫痫发作。

(5)局部神经功能障碍,如偏瘫。

(6)见于脑凸面和上矢状窦。

2. 病理学特点

(1)病理评分和分级:世界卫生组织(WHO)根据组织病理学特征将脑膜瘤分为4级,其中3级为恶性脑膜瘤,4级为脑膜肉瘤。

(2)转移:恶性脑膜瘤可能会伴随颅外的转移,主要包括肺、颞骨和肌肉,以及肝和淋巴细胞。静脉窦、头骨和头皮的癌症可导致转移。此外,恶性脑膜瘤也可以通过解剖脑脊液植入。

3. 影像学检查

除了头部CT和MRI扫描脑膜瘤的一般特征外,恶性肿瘤通常呈分叶状,并可伴有明显的瘤体周围水肿,而无肿瘤钙化。

(二)治疗

1. 手术切除治疗

(1)切除的目的是使患者生命得到延长。

(2)对于复发性恶性脑膜瘤,可根据患者的病情考虑手术再切除。

(3)切除大部分受波及的硬脑膜,用激光照射周围脑组织可在一定程度上延长肿瘤复发周期。

2. 放疗

最常用的辅助疗法,包括外放疗和同位素瘤内放疗,可以在一定程度上延缓恶性脑膜瘤的复发。

第二节　垂体腺瘤

垂体腺瘤是一种内分泌肿瘤,其发病率在颅内肿瘤中仅次于胶质瘤和脑膜瘤。容易在腺垂体中发生,垂体呈灰白色。大多数肿瘤具有柔软的稠度,与周围的正常组织有明确的边界。垂体的大腺瘤经常将正常的垂体组织压向一侧,导致其收缩。

诊断

1. 临床表现

(1)病史:其表现症状与肿瘤的类别和生长方向相关。无分泌功能腺瘤主要发展为超细胞核和外细胞核,大多数患者存在神经病变症状;分泌性腺瘤可能伴随早期内分泌症状。

(2)头痛:大多数没有分泌功能的腺瘤可能是头痛的主要并发症。早期阶段由癌症和间隔张力引起。当肿瘤进入鞍隔时,症状可能变弱或消失。生长激素(GH)型腺瘤明显且持续头痛,且定位未定。

(3)视神经压迫:肿瘤将鞍隔向上推或刺穿鞍隔,可能挤压视神经,导致视力和视野发生变化,如视力丧失和双侧颞偏盲。

(4)内分泌功能障碍:大多数功能性垂体腺体分泌以下激素。①催乳素(PRL)是最常见的内分泌腺瘤,可引起女性停经,男性阳痿和不育症以及骨质疏松症。②促肾上腺皮质激素(ACTH),增加 ACTH 水平可导致以下疾病:过多内源性皮质类固醇,过多皮质类固醇引起的变化。地塞米松试验可用于确定库欣综合征的病因;在 Nelson 综合征中,10%~30%的库欣病患者在接受肾上腺素切除术后会出现色素沉着,这是由黑色素刺激激素(MSH)和 ACTH 之间的相互作用决定的。③GH 是一种分泌异常的激素,可导致成人肢端肥大,表现为手足肿大、脚跟加厚、额头凸起、大舌头、高血压、软组织水肿、周围神经压迫综合征、疲劳性头痛、出汗增加(尤其是手掌)和关节疼痛。25%的肢端肥大症患者存在甲状腺肿,但相关检查正常。儿童 GH 水平升高(在骨骺闭合之前)可能导致巨细胞增多。④垂体的某些腺瘤可能分泌促甲状腺激素(TSH),导致甲状腺功能亢进。

2. 实验室检查

(1)血液生化检查:注意是否伴有糖尿病等内分泌疾病。

(2)内分泌研究:放射免疫分析通常用于确定激素水平,包括催乳素(PRL)、生长激素(GR)、促肾上腺皮质激素(ACTH)、促甲状腺激素(TTH)、促卵泡激素(FSH)、促性腺激素(LH)、促黑素(MSH)、三碘甲腺原氨酸(T_3)、四碘甲状腺素(T_4)、促甲状腺激素(TSH)。垂体激素分泌跳动,昼夜节律发生变化,因此唯一的基线值是不可靠的,血液测试应在不同的时间点多次进行。如果怀疑 ACTH 腺瘤,通常需要血浆皮质醇水平测定、24 h 尿液游离皮质醇含量测定(UFC)、地塞米松抑制试验和 ACTH 刺激试验。

3. 辅助检查

(1)检查视力和视野。

(2)影像学检查。①头部 X 射线片或蝶鞍 CT 扫描:为了了解蝶鞍的大小以及鞍背和下部骨的断裂情况,需要前后扫描。②头部 CT:应进行轴向和冠状动脉检查,信息较丰富的是细切片扫描。了解额窦和楔窦的发展现状、蝶骨纵隔的位置、鞍骨的损伤、肿瘤与楔形窦的关系、钙化的存在与否。③头部 MRI:了解肿瘤与囊、海绵窦、颈内动脉和第三脑室的关系,对微腺瘤的诊断更为重要。对比放大动态扫描对微腺瘤的检测更有意义。③脑血管造影:主要用于排除副囊性动脉瘤。④视觉诱发电位研究:帮助评估视觉通路损伤。

4. 鉴别诊断

(1)颅咽炎:多见于儿童。最初的症状通常是内分泌异常,如矮小、多发性和多尿。CT 上的肿瘤多为囊性,周围钙化或有大钙化斑块。头部 MRI 显示垂体信号,蝶鞍没有明显增大,通常生长到鞍上。

(2)脑膜瘤:更常见于成人,内分泌并无异常,CT 和 MRI 检查均为相同的病灶信号强度,增加明显,可看到脑膜炎球菌炎症症状。囊性变性罕见,且可见垂体信号。

(3)床旁动脉瘤:无内分泌问题,CT 和 MRI 显示正常垂体信号,副囊侧有无钙化,信号强度混合。最终诊断需要 DSA。

(4)视神经胶质瘤:最常见于儿童,大多数表现为严重视力障碍,缺乏内分泌紊乱,并可能伴有神经纤维化。

(5)脊索瘤:发生在颅底中线的肿瘤,常伴有颅神经病变。CT 和 MRI 的研究表明,肿瘤位于斜坡,可发展至蝶窦,但很少发展到鞍上,骨质可见破坏,也可见垂体信号的传递。

(6)表皮囊肿:易于识别,在 CT 和 MRI 中通常分别表现为低密度和低信号病变,边界清晰,沿沟槽和水槽生长。

(7)异位性雌激素瘤:多见于儿童,主要症状为多消化和多尿,垂体激素水平正常或低。

5. 临床分类

(1)根据内分泌功能的存在与否,分为:①功能性腺瘤,包括 GH 型垂体腺瘤、PRL 型垂体腺瘤、ACTH 型垂体腺瘤和 TSH 型垂体腺瘤。②功能不全的腺瘤。

(2)根据常规织物染色,分为:①嗜酸性。②嗜碱性。③嫌色性。④混合。

(3)视肿瘤大小而定:①垂体微腺瘤,指肿瘤直径小于 1 cm 的垂体腺瘤。②垂体大腺瘤,肿瘤直径大于 1 cm 的垂体腺瘤。

治疗

1. 手术治疗

(1)开颅操作的通路及适应证。①经前额叶通路:适用于肿瘤大部分位于上叶部,无法进入第三脑室前部。②髓间通路:适用于第三脑室前的大多数肿瘤,这些肿瘤位于鞍内,不进入第三脑室。③经胼胝体通路:适用于已进入第三脑室和/或侧脑室并有明显脑积水的肿瘤。④侧脑室入路:适用于在侧脑室内萌生且对室间孔有明显干预作用的肿瘤。⑤通过翼点进入:适合用在生长于副颅窝和颅中窝并发育至鞍背的肿瘤。

(2)经颅入路手术。①经口鼻蝶入路:适用于肿瘤位于鞍区或生长至鞍区并生长于鞍区两侧的患者。②经鼻蝶窦通路:适用于鞍区肿瘤生长者。③经筛窦-蝶窦入路:这种入路方式适用于肿瘤位于蝶鞍并生长至筛窦的患者。

(3)常规术后治疗:经蝶窦入路后,因鼻咽部渗血渗出,为防止呛入气道,需留气管插管2~3 h,等到患者有自主意识时才可拔掉气管内管。术后一天应密切监测尿液量,尿量应控制在250 mL/h以下。如果尿量超过10 000 mL/24 h,尿比重低于1.005,应肌内注射垂体后叶素,这一操作可使抗利尿作用达4~6 h,也可口服醋酸去氨加压素片。要注意的是,经蝶窦入路与经额入路的手术后,都应观察是否有脑脊液鼻漏现象。离院前应检查内分泌激素,并根据检查结果做出是否需要补充治疗的判断。出院时,建议患者在门诊3~6个月后重新检查MRI和内分泌激素水平,以便长期观察。

2. 非手术治疗

(1)垂体催乳素瘤:药物治疗是首选,疗效差或不耐受的患者可考虑手术治疗。

(2)垂体微腺瘤功能不全:可门诊观察,肿瘤增大时可手术治疗。

(3)对于未婚无子女人士,应向其家人及本人解释,该腺瘤有影响其生育能力的可能性。

3. 药物治疗原则

(1)在垂体腺瘤患者做完手术之后,垂体功能严重低下者应口服激素。主要是强的松、片剂甲状腺素等来弥补垂体缺失的功能。服药的持续时间取决于垂体功能的恢复。

(2)有癫痫病史或手术后的患者应服用口服抗癫痫药物。如苯甲酸钠、卡马西平、丙戊酸钠等。其他药物至少3个月。如果没有复发迹象,考虑减少剂量,并在2年内停药。

(3)血液内分泌系统催乳素水平高的人可以口服溴丙氨酸甲酯片。对于泌乳素瘤,建议使用药物治疗,最常用的药物是甲磺酸溴隐亭片。关于这种药物,需要注意的是:①它是一种半合成麦角生物碱,与正常或肿瘤泌乳素受体结合,抑制泌乳素(PRL)的合成和释放,并控制细胞生长。甲磺酸溴隐亭可以降低催乳素水平,无论是来自腺瘤还是垂体。②大约75%的大腺瘤患者在服用药物后6~8周内可诱发肿瘤,但只有持续使用药物才能诱导肿瘤分泌催乳素。③可以复制甲磺酸溴丙烷,妊娠期先天性畸形发生率为3.3%,自发流产发生率为11%,符合正常情况。停止服药可能导致瘤体的快速生长,妊娠也可能导致肿瘤的生长。④常见的副作用有:恶心、头痛、疲劳、头晕、直立性低血压、感冒引起的血管扩张、无精打采、做噩梦、鼻塞、肿瘤、卒中等。副作用在治疗的前几周最为明显。生长激素较高的患者可以使用生长抑素药,如醋酸奥曲肽注射液。

第三节 颅咽管瘤

肿瘤是由口腔外的胚层形成的颅咽管残留微生物引起的,可在任何年龄发生。但在青少年中更为常见。肿瘤主要局限于上叶区,可在下丘脑、副叶区、第三脑室、前额底和足部之间的前池中发展。压迫视交叉和垂体,影响脑脊液循环。肿瘤一般为囊性与部分囊性,完全结实的肿瘤很少出现。肿瘤囊壁由肿瘤结缔基质形成,表面较为平滑。囊肿壁内表面可见细小的点状钙化物,囊肿含有黄褐色或深棕色的囊肿状液体,并含有大量的胆固醇晶体。显微镜下可见制釉的典型容器结构。

诊断

1. 临床表现

(1)发病年龄:多发生于5~10岁,是儿童最常见的鞍形肿瘤。

(2)下丘脑和垂体损伤症状:儿童比成人更常见。肥胖、尿崩病、头发稀疏、皮肤娇嫩、脸色苍白等。儿童身体发育较慢,生殖器发育迟缓。成人性功能障碍、女性更年期、泌乳等。在晚期,可能会出现嗜睡、快速疲劳、体温调节紊乱和精神症状。

(3)视野障碍:肿瘤位于鞍上,可压迫视神经、视交叉,甚至视道。早期可能会出现视力丧失,而且大多数人会逐渐恶化,失明可能是在晚期引起的。视野缺陷差异很大,可能包括生理盲区扩张、象限缺陷和偏光。成人仍能观察到间歇性偏盲和原发性视神经萎缩;小儿常出现视神经盘水肿,导致视力下降。

(4)颅内压症状:颅内压升高的主要原因是肿瘤进入了第三脑室,阻塞了室间孔。除了头痛和呕吐,颅内压高的儿童还可能出现头大和颅缝分离。

(5)病灶症状:肿瘤发展到副球囊部可引起海绵窦综合征;肿瘤发展成颅前窝可能有精神症状、记忆力丧失、大小便失禁、癫痫和意识丧失、嗅觉丧失等;扩散至颅中窝,可出现颞叶病变症状;在某些情况下,肿瘤向后发展,引起脑干和小脑相关症状。

2. 辅助检查

(1)头部X射线片:鞍上钙化斑块(90%是儿童,40%是成人)。同时,在儿童中也可观察到颅缝发散和脑凹陷变多。

(2)头部CT:鞍上占位病变,呈现出囊性或实性。有许多钙化病灶和环形钙化的特征表现(类似于蛋壳)。

(3)头部MRI:鞍上占位病变。影像学显示肿瘤影像清晰,实体肿瘤有长 T_1 和长 T_2,囊性表现取决于囊肿中的成分,稀释坏死和蛋白质增加稍长 T_1 和长 T_2,稀释胆固醇短 T_1 和长 T_2。

3. 实验室研究

检查血液:GH,T_3,T_4,LH,FSH,ACTH,PRL等值常低。

4. 鉴别诊断

(1)前三脑室胶质瘤:颅内压高,内分泌不显示症状;无钙化;头部MRI有助于诊断。

(2)生殖细胞肿瘤的尿崩病:症状明显,但可能与性早熟、肿瘤无钙化有关。

(3)垂体腺瘤:儿童中罕见,颅内一般无高压,也没有生长迟缓等表现,鞍区没有钙化现象。

(4)这种定位的肿瘤也需要与脑膜瘤和副囊性动脉瘤进行分化。

治疗

1. 外科治疗

(1)完全切除(根治性切除)。

(2)选择性亚全切除:限制性手术后放疗。

(3)囊肿穿刺(立体或内窥镜):主要是为了改善视力和减少肿瘤的压缩,同时可注射一半体积的含同位素的囊肿液进行肿瘤内照射或间照射。仅适用于囊性或以囊性成分为主的肿瘤。

(4)分期手术:①肿瘤囊穿刺减压可在完全切除前进行。②对于实体肿瘤,可以首先切除肿瘤的下部,并将肿瘤的上部向下移到手术方便的地方。③阶段性手术可以为患儿争取时间,后期进行根治性手术时下丘脑耐受性增强。

2. 放疗

放疗包括外部成分放疗或立体定向放疗。外组分放疗通常作为外科手术的补充,例如计划的亚全身切除或胶囊穿刺。立体定向放疗是一种单次治疗,可对肿瘤附近的下丘脑和视通路施加较大不可接受剂量的照射,容易造成比较大的副作用。

3. 在选择治疗方法时,要考虑以下因素

(1)患者年龄、一般状况、肿瘤大小及分布情况,是否与脑积水及下丘脑症状合并等。

(2)根治性手术能较好地抑制肿瘤的复发,但容易留下较严重的下丘脑功能性障碍;限制性手术后肿瘤较容易复发,原发性神经功能障碍可由肿瘤复发的二次手术引起。患者的心理和经济负担。

(3)成人下丘脑对损伤的耐受性高于儿童。

(4)虽然放疗也可以帮助控制肿瘤复发,但会影响大脑发育,特别是儿童,因此不建议幼儿使用放疗。

(5)患者及其家属的意见。

4. 主要手术间隙(视交叉旁间隙)

(1)第Ⅰ间隙:视交叉前间隙。

(2)第Ⅱ间隙:视神经-颈内动脉间隙。

(3)第Ⅲ间隙:颈内动脉-动眼神经间隙。

(4)第Ⅳ间隙:终板。

(5)第Ⅴ间隙:颈内动脉分叉后间隙。

5. 手术入路及适应证

(1)经蝶窦通路入路:适用于鞍内颅咽喉瘤。

(2)经前额入路:适用于生长在视网膜上光交叉脑室外的肿瘤。

(3)翼点通路入路:这是临床上手术中较为常用的一种入路,适用于瘤体位于鞍突上的肿瘤。该方法的关键是充分暴露视前交叉空间、视神经和颈内动脉交叉空间以及颈内动脉和眼动神经空间,并利用这三个空间切除肿瘤。

(4)进入末端板:打开末端板,露出并切除突起到第三脑室(前)的肿瘤。

(5)经胼胝体-穹窿间通路或侧脑室通路:一般用于第三脑室中的肿瘤。单侧脑室可通过胼胝体进入,或通过分离两层透明隔膜进入第三脑室。这样可以使肿瘤的顶部显露出来。这种方法特别适合儿童,因为孩子对胼胝体切开不会那么敏感。成人经胼胝体切开后可能出现术后缄默。

(6)颅骨-眶-颧骨通路:应用领域与翼侧通路基本相似,但这种通路对大脑的牵引作用较小;与翼状通路相比,其作用范围可增加颈内动脉-动眼神经空间颈内动脉分叉后空间的暴露增加视交叉口下部和漏斗的视角,减少肿瘤切除时视神经和视通路的拖曳。

6. 术后合并症及防治

(1)下丘脑损害:通常表现为尿崩症(和电解质紊乱)、发热和意识模糊。如果出现失温情况,特别是高热,应使用物理冷却或对症降温治疗。记录术后 24 h 摄入量和排泄量,注意尿液颜色和尿液比重,监测术当天和术后 5 d 内的血电解质。

(2)脑积水:如果术后出现继发性脑积水,可进行分流手术。

(3)药物性脑膜炎:应防止术中囊性液体进入脑室和蛛网膜下腔。当脑膜炎发生时,可使用激素治疗,通过多次腰椎穿刺可引流炎性脑脊液。

(4)癫痫:如果手术当天不能口服给药,应静脉或肌肉注射抗癫痫药物,术后早期应连续静脉注射抗癫痫药物,如丙戊酸钠缓释片 1 mg/(kg · h)。饭后用口服抗癫痫药物代替,血液中要进行抗癫痫药物的疗效观察,并注意出现皮疹、血细胞计数下降和肝功能紊乱等药物副作用。

(5)其他局部神经功能障碍:如偏瘫、失语症等。使用高压氧治疗疗效显著。偏瘫患者应注意肢体运动和锻炼,防止关节损伤和肌肉萎缩;对于短时间不能在地上行走的患者,应给予一定治疗,以防止深静脉血栓形成和肺栓塞,如使用低分子肝素钙注射液和弹性长袜。

(6)内分泌功能障碍:术后应定期检查垂体和下丘脑激素,并与术前进行比较。内分泌功能衰竭的患者应尽可能接受内分泌替代治疗。

治疗肾上腺癌衰竭的注意事项如下:①应给予氢化可的松等糖皮质激素。②管理方法:早期静脉滴注,逐渐改为口服给药。③降低剂量:达到生理剂量后,改为每天口服一次,每周减少剂量 2.5 mg,2 ~4 周后降至 10 mg/d,然后在早上 8:00 测量血清皮质醇浓度，每2～4周测量一次；当血清皮质醇浓度超过10 μg/dL时，可在8：00时取消用药，但同时应注意剂量降低、压力状态和长期使用皮质醇2年内肾上腺功能衰竭的可能性。④下丘脑-垂体-肾上腺轴（HPA轴）应用后可抑制，使用类同醇超过1个月至少需要1年才能恢复HPA轴。因此，不建议长期服用高剂量的激素药物。在神经外科中，大多数情况下糖皮质激素的使用时间为5～7 d，停止用药后通常不会发生肾上腺功能衰竭；如果连续使用2周或更长时间，通常至少需要2周才能降低剂量。

（7）残留肿瘤：如果肿瘤不能通过手术完全切除，可进行术后放疗，对控制肿瘤复发有一定效果。然而，由于放疗的副作用，特别是对大脑发育的影响，不建议儿童，特别是学龄前儿童使用放疗。

第三章 脑血管疾病

第一节 颅内动脉瘤

颅内动脉瘤是一种局部性脑动脉异常扩张。最常见的是囊性动脉瘤，以及梭形动脉瘤和夹层动脉瘤。颅内动脉瘤是自发蛛网膜下腔出血（SAC）最常见的原因。

诊断

1. 临床表现

（1）出血症状：蛛网膜下腔出血、脑内出血、脑室出血或动脉瘤破裂引起的硬脑膜下出血。突然剧烈头痛是97%患者中最常见的症状。通常伴有呕吐、意识障碍甚至呼吸停止、晕厥、颈部和腰部疼痛（脑膜炎刺激的迹象）、畏光。当患者失去意识时，可以很快恢复知觉。它可能伴有局灶性颅神经功能障碍，如动眼神经麻痹，导致复视和/或上睑下垂，出血连同脑脊液流经蛛网膜下腔刺激腰背，引起腰痛。

（2）标志。①脑膜刺激的征兆：枕肌僵硬（特别是屈曲时），通常发生在出血后6～24 h。②高血压。③局灶性神经丧失：如动眼神经麻痹、偏瘫等。④意识状态恶化。⑤眼底出血。

（3）病灶性症状：即无出血的症状，如动脉瘤体积缓慢增加、邻近神经被压迫等，也可能出现相应的神经缺损症状。①视神经方面的症状：如视力丧失、视野缺陷和视神经萎缩。②动眼神经麻痹：一侧动眼神经的全身性麻痹。③海绵窦综合征。④癫痫。

（4）脑血管痉挛：脑血管痉挛分为早期血管痉挛和延迟血管痉挛。出血后数小时内出现的早期血管痉挛，又称立即性脑血管痉挛，最常由机械反应因子引起，表现为后意识障碍、小出血但呼吸骤停、四肢瘫痪或截瘫。延迟性脑血管痉挛发生在SAC后4～5 d，也称为延迟性缺血性神经缺损（DIND）或症状性血管痉挛，是SAC恶化的原因之一。

临床症状是意识混乱或意识恶化,伴有局部神经系统缺陷(语言或运动)。症状通常发展缓慢,包括头痛加剧、乏力、脑膜刺激和局灶性神经症状,还可能出现以下临床症状。①前脑动脉综合征:以额叶症状为主,可能表现为意识丧失、抓握/吸吮反射、尿失禁、无精打采、迟钝、思想混乱和低语。前脑动脉分布区域的双向梗死通常是由前脑动脉瘤破裂后血管痉挛引起的。②中脑动脉综合征:表现为偏瘫、单瘫、失语症(或非明显半球不可知症)等。“延迟血管痉挛”的诊断是在排除其他原因的基础上确定的。单凭临床诊断很难诊断。可以使用 TKD 或 THI 来帮助诊断。如有必要,可使用 3D-CTA 和 DSA 进行明确诊断。

2. 辅助检查

包括 SAC 和脑动脉瘤的评估和诊断。

(1)头部 CT:头部 CT 是诊断 SAH 的首选方法,也可以对脑动脉瘤的某些方面进行初步评估。以下几个方面也可以通过脑计算机断层扫描来评估。①脑室大小:21% 的动脉瘤破裂患者立即出现脑积水。②颅内血肿:具有质量效应的脑内血肿或块状硬脑膜下血肿。③脑梗死。④出血量:脑池和脑沟槽内的出血量是预测血管痉挛严重程度的因素。⑤有些患者可以通过头部 CT 预知动脉瘤的位置。

此外,CTA 特别是 3D-CTA 对脑动脉瘤的诊断具有重要的参考价值,在紧急情况下可当作是首选。

(2)腰椎穿刺:SAH 是最敏感的研究方法,但目前尚未广泛应用。可能会出现误报,例如刺穿。脑脊液测试的阳性结果包括血压升高,脑脊液是一种无凝块的血液液体,连续几瓶未变清。

(3)数字下斜面脑血管造影:数字下斜面脑血管造影是颅内动脉瘤诊断的“金标准”。大多数患者可以显示动脉瘤的位置、大小和形状,动脉瘤的存在,脑血管造影也可以显示血管痉挛的存在和程度。

脑血管造影的一般原则如下:①首先检查最可疑的血管,如果患者的情况发生变化,手术必须停止。②即使出现动脉瘤,建议继续进行全脑血管造影(4 根血管:双边颈内动脉和双边脊柱动脉),以诊断是否存在多发动脉瘤,并评估周围循环的状况。②如果被诊断或怀疑患有动脉瘤,需要多做图像以帮助确定和描述动脉瘤颈的方向。③如果未发现动脉瘤,在确认阴性血管造影之前,可以对双侧后小脑下动脉的起始部位进行成像。1%~2% 的动脉瘤发生在 PICA 的排泄部位。如果有足够的血流回到对侧脊柱动脉,通常可以通过单个脊柱动脉成像双向 PICA 注射,但有时除了对侧 PICA 的回流外,还需要观察对侧脊柱动脉。颈内动脉交叉血管造影可用于了解大脑中前后连接动脉和旁动脉血液循环的状况,即在获得照汤氏位图像时,可通过单内颈动脉注射造影剂以压缩对侧颈内动脉,为了能注射造影剂对角线内颈动脉通过前连接动脉可视化,在侧像上,造影剂通过单脊柱动脉注射,压迫两侧内颈动脉可视化内颈动脉系统。

(4)头部 MRI:在开始的 24～48 h 内不敏感(血红蛋白少),特别是薄层出血。敏感性在 4～7 d 左右改善(亚急性和长期 SAH 效果良好,超过 10～20 d)。有助于识别多发性动脉瘤的出血源,并发现先前出血的痕迹。作为一种非侵入性研究,MRA 对脑动脉瘤的诊断具有一定的参考意义,可作为辅助诊断方法之一。

治疗

1. 病因治疗

颅内动脉瘤治疗的关键是病因治疗,也就是说,颅内动脉瘤手术或血管内栓塞是通过病因治疗的。医用动脉瘤取决于患者的身体、动脉瘤的大小及其解剖方向、医生的工作能力以及手术室的信息水平。关于一般的动脉瘤破裂而言,最好的治疗方法是手术夹住动脉瘤的颈部或血管内栓塞动脉瘤的开口,在不阻塞正常血管的情况下将其排除在血液循环之外,从而防止再次出血和动脉瘤增大。

对于因蛛网膜下腔出血而入院的患者,应及时向家属说明在入院后的任何时刻反复破裂和动脉瘤出血导致死亡的风险。

2. 术前治疗

(1)患者应该卧床,患者在重症监护室治疗观察。

(2)观察意识、血压、脉搏和呼吸。

(3)使用镇静剂(地西泮等)、止血剂(6-氨基己酸等)、脱水剂、激素、泻药等。同时服用预防性药物,并使用强效药物、钙拮抗剂(尼莫地平等)控制血液循环。抗高血压药物用于高血压患者。

3. 手术适应证

在没有明显手术禁忌症的患者中,颅骨穿孔和在某些情况下血管内介入治疗可用于动脉瘤的剪切。

颅内动脉瘤的手术可分为“早期手术”(SAH 后 6～96 h)和“晚期手术”(SAH 后 10～14 d 以上)。SAH(血管痉挛期)后 4～10 d 内,结果优于早期或晚期手术。

4. 外科手术

(1)夹闭(切除)手术:在进行颅脑打开手术时,使用动脉瘤夹直接闭合颈动脉瘤,使其与大脑循环分离,是一种比较好的治疗方法。对于前循环动脉和主动脉上部的动脉瘤,通常采用翼状通路,通过银缝使动脉瘤裸露和剪接。

(2)动脉瘤包裹或固定:对于无法闭合的动脉瘤,必要时可以使用一些附加材料加固动脉瘤壁,最大限度地防止动脉瘤再次出血。目前临床上常用的增强材料有自体肌,以及棉花或棉布、塑料树脂或其他聚合物、聚四氟乙烯和纤维胶水。

(3)隔离:动脉瘤的近端和远端动脉通过手术(动脉瘤夹子包扎或闭合)或结合钢瓶

栓塞进行隔离有效地阻塞。

(4)近端结扎:指阻止动脉瘤的入口血管。这是一种间接的外科手术,一般分成急性包扎或慢性包扎。容易存在血栓栓塞和对侧动脉瘤形成的风险,这只是直接手术的一种选择。

5. 血管内栓塞

利用微导管技术将一定量的栓塞材料置入动脉瘤的颅内腔中,以达到封堵动脉瘤的目的。

(1)基本方法。①各种类型的可拆卸线圈:通过在动脉瘤腔内放置电解和水解可拆卸线圈,动脉瘤囊将被阻塞,从而阻塞动脉瘤,防止动脉瘤破裂(或再次破裂)出血。对于宽颈动脉瘤,支架和弹簧圈或球囊技术都可用于动脉瘤闭塞。②球囊:球囊用于引导旧血管阻塞旧血管,动脉瘤通过导管分离,从而形成血栓,达到治疗目的。③非黏性液体栓塞剂:适用于颈内动脉虹吸性巨大动脉瘤的治疗。④膜支架:适用于冠状动脉和眼动脉起点附近的位置。

(2)适应证:一般来说,脑动脉前后段动脉瘤,特别是,后循环部分动脉瘤显示用于血管内修复,但巨大动脉瘤完全闭塞的发生率较低。它特别适用于难以或无法穿透的动脉瘤、老年患者或手术耐受性较差的患者、宽颈动脉瘤、后循环动脉瘤、梭形动脉瘤和巨动脉瘤等复杂动脉瘤、分层动脉瘤和假性动脉瘤。

(3)并发症:术中动脉瘤破裂出血、材料排斥导致远端栓塞、血管痉挛、血栓形成、出血。

6. 术中和术后管理

(1)开颅术前 30 min 应给予抗生素、激素和免疫抑制剂。注意手术后第二天的血压控制。为了预防脑血管痉挛和脑梗死,可以使用尼莫定等药物,通常持续 7 ~ 10 d。

(2)术后应复查脑血管造影以确定动脉瘤的范围。

(3)医生出院时的嘱咐:一般在出院后 3 个月进行复查。术前癫痫发作患者应在术后服用抗癫痫药物,并监测其血液水平以开药治疗。在没有发作的 6 ~ 12 个月后,药物剂量可以逐渐减少(取消)。

7. SAH 治疗

(1)卧床休息:将床头抬高,一般为 15°左右,能够减少外界的刺激,禁止下床活动,保持安静的环境。

(2)监测意识和生命指标(包括心率)。

(3)24 h 尿液量监测:建立永久性尿导管的适应证包括 Hunt-Hess Ⅲ级及以上(状况良好的Ⅲ级患者除外),也可能是脑性耗盐(CSW)或抗利尿激素分泌。血液动力学不稳定的患者。

(4)对于昏迷或有气道阻塞(如哮喘)的患者,应进行气管插管或气管切开术;同时，应监测血液气体分析，必要时进行人工辅助通气。

(5)饮食：计划早期手术时，应空腹喝水；如果不考虑早期手术，则建议清醒患者进食清淡，而意识障碍患者可以在早期禁止食物摄入，并在晚期给予静脉喂养或鼻饲。

(6)预防深静脉血栓形成和肺梗死：可穿弹性长袜。

(7)补液。

(8)氧气。

(9)血压和体积控制：应监测血压，避免高血压，以降低反复出血的风险。然而，低血压会加重缺血，也应避免。应考虑患者的基本血压水平，收缩血压测量在 120～150 mmHg (1 mmHg≈0.133 kPa)之间。使用袖口可作为临床指导。使用血管扩张剂降低血压会增加不稳定爆发的风险。在不安全的(未夹闭的)动脉瘤中，适度的体积增加和血液透析，以及轻微的血压升高，可以帮助预防或减少血管痉挛和脑盐流失。对于夹持性动脉瘤，可以使用体积扩张和血液动力学治疗("3H"疗法)。

第二节 脑动静脉畸形

脑动脉静脉畸形(AVM)在脑血管畸形的发病中是一种常见类型，其发生原因是胚胎阶段原始脑动脉和静脉与中间两层血管内皮细胞平行紧密结合。如果两者之间有瘘管，血液将直接从动脉流向动脉，造成血液流动短路，其中一个会改变脑血流动力学。显微变形组织是一大群不同大小的成熟血管结构，穿插在硬化脑组织中。

诊断

1. 临床表现

(1)头痛：大多数患者向医生描述的主要症状是长时间的头痛，往往与偏头痛相似，但其定位不固定，与病灶的位置不相关。当出血性畸形时，头痛加剧并伴有呕吐。

(2)癫痫：大约 1/3 的患者开始癫痫发作，主要是局部性抽搐。

(3)出血：可能是蛛网膜下腔出血、脑内血肿、脑室内出血和硬脑膜下出血。往往是由体力消耗、情绪波动大等因素引起的，也是无缘无故的。表现为严重头痛、呕吐、意识障碍和脑膜刺激症状。

(4)脑功能障碍和精神障碍：由于脑窃血导致的远端和邻近组织缺血，对侧肢体可能随着时间的推移出现进展性肌肉无力和萎缩。从童年开始，涉及大量脑组织的大病变可能导致精神衰退。

(5)颅内杂音:畸形体大而位于浅表时可听到。

2. 临床分类

一般来说,Spetzler 分类法分为 1 ~5 度,无法治疗的病变分为 6 度。

3. 辅助检查

(1)脑血管造影是诊断本病的主要方法。通过造影技术能发现畸形的血管团、扩张的营养动脉、扩张的引流静脉、动脉静脉瘘、动脉瘤和静脉动脉瘤。

(2)头部 CT、MRI 和 MRA 对了解出血的存在与否、病变的定位以及病变与周围脑组织之间的关系非常有帮助。

(3)脑电图研究可表现为局部化慢波、峰-慢复杂波等。

治疗

1. 手术切除

根治性治疗,大多数 AVM 需要手术。对于中小型 AVM,显微外科手术风险较小,因此是一种选择方法。对于大型和巨大型 AVM,通常建议血管内栓塞和切除相结合。

2. 血管内疗法

治愈率一天比一天高。对于大的和巨大的 AVM,通常使用血管内栓塞来减缓血流和缩小体积的手术前或立体定向放疗。在病灶完全消除或闭塞之前,患者有反复出血的危险。

3. 立体定向放疗(伽马刀、X 刀)

适用于微小病变(小于或等于 2.5 ~3.0 cm)和深部 AVM,或手术后修复 AVM 和栓塞。一般来说,放疗在 1 ~2 年后开始有效。在伤口完全切除或堵塞之前,患者有出血的风险。

4. 联合疗法

也就是说,使用上述三种方法的两种或一种组合,这适用于大型或深度 AVM。

5. 手术证

(1)单侧脑血管畸形。

(2)反复出血的血管畸形。

(3)久治不愈癫痫或久治不愈头痛。

(4)后颅窝血管畸形。

(5)栓塞后未完全关闭的血管畸形。

(6)局部神经功能障碍的进展。

6. 术前治疗

(1)一般治疗:避免过度紧张及情绪激动,并留意大便畅通无阻。

(2)控制癫痫。

(3)预防动脉静脉畸形破裂和出血。

(4)要向患者及其家属说明可能出现的病情及可能的风险,解释目前适合的疾病治疗方法、手术治疗的风险、手术期间的并发症、手术后的并发症,以及患者的治疗对生活及工作的影响。

(5)栓塞后未完全关闭的血管畸形。

(6)局部神经功能障碍的进展。

(7)对手术没有明显禁忌证的人。

7.术后治疗

(1)注意控制术后有关巨脑血管畸形的血压,防止正常灌注压(NPPB)突破的发生。

(2)脑血管造影术后5~7 d应复查,了解异常血管的治疗效果。

(3)医生出院叮嘱:休息3个月后门诊检查,必要时随时就医。

(4)抗癫痫药物。①术前无癫痫患者仍建议术后3~6个月内服用预防性抗癫痫药物,然后建议逐渐降低剂量直至停止用药。②癫痫发作患者术前或术后,术后至少6个月坚持用药。如果没有癫痫发作,逐渐降低剂量以停止服用药物,并在必要时监测药物在血液中的浓度以控制其使用。

第三节 缺血性脑血管病

脑血管病是一种发病率和死亡率都很高的常见疾病,位列人口死亡的三大原因。不同病因的脑血管病是急性发作前的慢性发展过程,一旦急性发作发生,就被称为中风或卒中。中风包括出血性中风和缺血性中风,其中缺血性中风占75~90%。

一、病理生理

维持大脑功能和新陈代谢取决于充足的氧气供应。正常人的大脑只占身体质量的2%,但它接受15%的心脏血液排放,占身体氧气消耗的20%,这表明大脑对血液供应和氧气供应的需求很大。在正常体温下,大脑的能量消耗为33.6 J/(100 g·min)(1 cal≈4.2 J)。如果脑血流完全阻塞,大脑中储存的能量仅为84 J/100 g,只能使生命正常功能维持3 min。为避免更多的能量小号,大脑皮质活动将停止,但虽然已经这样,机体也会在5 min之内消耗完能量。麻醉下大脑的氧气消耗略低,但功能也只能维持10 min左右。大脑由四条动脉提供血液,即两侧的颈动脉和两侧的脊柱动脉。这四条动脉在进入大脑后形成脑动脉环（威利斯圈），相互通信，形成丰富的旁动脉循环网络。颈动脉提供80%的脑总灌注，两条脊柱动脉提供20%。立即完全阻塞脑血流，人将会在10 s内失去意识。

为了使大脑保持正常的运行，需要血液的稳定供应。成年人在不运动的状态下脑血流量（cerebral blood flow，CBF）为每分钟每100 g脑50～55 mL[50～55 mL/（100 g·min）]。大脑不同部位的血流量是不均匀的，白色物质中的血流量为25 mL/（100 g·min），灰色物质中的血流量为75 mL/（100 g·min）。该区域的血流称为区域脑血流（regional cerebral blood flow，rCBF）。总脑和区域脑血流可能在一定范围内波动，低于这个范围在一定时间内会引起各种脑循环紊乱甚至脑梗发作。

影响脑血流稳定性的因素包括动脉血中系统血压、二氧化碳分压（$PaCO_2$）和氧分压（PaO_2）的变化、代谢状态、神经因素。

（一）血压的影响

一定范围内的血压波动不影响CBF的稳定性，但在这个一定范围外，CBF随系统血压的升高和下降而增减。当血压在一定范围内波动时，CBF在正常水平调节的这种生理功能称为脑血管自身调节功能。当系统血压升高时，脑血管收缩，血管阻力增加；相反，当血压降低时，脑血管扩张，血管阻力降低，最终结果是保持脑血流的稳定。这种脑血管运动调节脑血流现象称为贝利斯效应。脑血管自调节有一定限度，上限为20.0～21.3 kPa（150～160 mmHg），下限为8.0～9.3 kPa（60～70 mmHg）。当系统平均血压变化超过此极限时，脑血管舒张和收缩容量超过极限，CBF随血压的升高和下降而增减。许多病理状况可影响脑血管自调节的上下限，如慢性高血压、脑血管痉挛、脑外伤、脑水肿、脑缺氧、麻醉、高滴血等，可影响CBF的自调节。在某些病理条件下，平均血压仅下降30%，这也可能导致CBF下降。

（二）$PaCO_2$的影响

升高的$PaCO_2$可扩张血管，降低脑血管阻力，提高CBF，否则CBF下降，当$PaCO_2$为3.3～8 kPa（25～60 mmHg）时，每0.1 kPa的$PaCO_2$变化，CBF就会发生4%的变化。当$PaCO_2$大于或低于时，它就不再发生相应的变化。$PaCO_2$严重下降可导致脑缺血.

（三）新陈代谢调节

区域脑血流依赖于区域神经活动。当刺激局部神经活动时，新陈代谢率、新陈代谢需求和代谢物积累增加，从而改变血管外环境并增加局部脑血流。

（四）神经调节

大脑的大血管由交感神经和副交感神经支配。刺激时交感神经分泌去甲肾上腺素使血管收缩,副交感神经分泌乙酰胆碱达到扩张血管的目的。交感神经刺激可引起血管收缩,但对 CBF 无显著影响,而副交感神经刺激作用较弱。

缺血后会造成的后果由两个因素决定:一是缺血的程度,二是缺血的时长。当 CBF 降到 18 mL/(100 g · min)以下时,一段时间后可能会发生不可逆转的脑梗死。CBF 越低,脑梗死的发展速度越快。在 CBF 在 25 mL/(100 g · min)时,虽然神经功能不理想,但脑梗死可能不会在很长一段时间内发生。在缺血性梗死发作的外围区域,由于邻近的循环灌注,有一个缺血区域,神经细胞在没有神经功能的情况下仍然存活,称为缺血半影。若能够在有效时间内提高 CBF,就有恢复神经功能的可能性。

二、病因

按病因划分,脑缺血可分为:①脑动脉狭窄或闭塞。②脑动脉栓塞。③血流动力学因素。④血液因素等。⑤脑血管痉挛。

(一)脑动脉狭窄或闭塞

大脑由 4 条动脉充血,颅底形成威利圈。当动脉收缩或闭塞时,旁动脉循环恶化,影响脑血流,导致大脑局部或全部 CBF 降低到脑缺血的临界点,即在剂量低于 18 mL(100 g · min)时出现脑缺血症状。一般认为动脉内径狭窄超过其原始直径的 50%,相当于间隙面积缩小 75%,这将减少血液流动。目前被认为具有外科意义。

多个脑动脉狭窄或闭塞可使脑血流达到缺血边缘,即在 CBF 达到 31 mL/(100 g · min)时,如果此时有系统性的波动,可诱导脑缺血。脑动脉狭窄或闭塞的主要原因是动脉粥样硬化,绝大多数(93%)病例发生在颅外大动脉和颅内中等动脉。其中颈内动脉病变和脊柱动脉排泄部位最有可能受到波及。

(二)脑动脉栓塞

除了动脉粥样硬化斑块引起的动脉间隙狭窄外,斑块上的溃疡表面经常附着血小板凝集块、壁凝块和胆固醇碎片。这些附着物被血流冲走,形成栓子,随着血流进入颅内动脉,阻塞远端动脉,引起脑栓塞,导致供血区缺血。栓子最常见的来源是颈内动脉起始部位的动脉粥样硬化斑块,这是短暂性脑缺血最常有的发病因素。大多数(3/4)栓子进入颈内动脉,阻塞中脑动脉分支,引起一系列相关的症状。另一常见原因是心源性栓塞,在风湿性心脏瓣膜病、亚急性细菌性心内膜炎和先心病患者中更常见。罕见栓子,如败血症栓子、脂肪栓子、空气栓子等。

(三)血流动力学因素

暂时性低血压可引起脑缺血,当脑血管明显狭窄或多个脑动脉狭窄且脑血流处于缺血环境时,轻微下降可引起脑缺血。如心肌梗死、严重心律失常、休克、颈窦过敏、直立性低血压、锁骨盗窃综合征等。

(四)血液因素

脑缺血可发生于口服避孕药、妊娠、产妇、术后或高凝血状态引起的血小板增多;多细胞血症、镰状细胞贫血和大球蛋白血症引起的血液黏度升高。

(五)脑血管痉挛

蛛网膜下腔出血、颅骨穿孔、脑血管造影等,可能导致脑血管痉挛,导致脑缺血。

三、类型和临床表现

按脑缺血后的脑损伤程度,其临床表现可分为短暂性脑缺血发作(TIA)、可逆性缺血性脑疾病(RIND)(又称可逆性脑缺血发作)、进行性卒中(PS)和完全性卒中(CS)。

(一)短暂性脑缺血发作

TIA 是缺血引起的短暂性神经缺损,24 h 内完全恢复。TIA 通常突然发生,持续时间超过 10 ~ 15 min,有些可能时间更长,90% 的 TIA 持续时间少于 6 h。TIA 的主要病因是动脉狭窄和微栓塞。

1. 颈动脉系 TIA

颈动脉系统的 TIA 表现为颈动脉供血区的神经缺损。患者可能会突然感到侧肢无力,灵敏度受损,并可伴有失语症和偏瘫,有些患者出现短暂性黑朦,表现为一只眼睛突然看不见,持续 2 ~ 3 min,一般不超过 5 min,之后恢复视力。间歇性水肿有时孤立发生,有时伴有对角线运动和敏感障碍。

2. 椎基底动脉系统 TIA

通常症状为眩晕,但当它本身发生时,需要与其他眩晕原因区分开来。此外,还可能出现复视、同质性偏盲、皮质性失明、消化不良、共济失调、双侧偏瘫和感觉障碍交替出现以及面瘫等。一些患者也可能出现“跌倒发作”,这是一种没有任何预兆就昏迷的现象,患者头脑一般是清醒的,可以很快独立站立,这是由短暂性脑干缺血引起的。在颈椎病患者中也可以观察到类似于脊柱动脉的跌倒,但后者更常见于头部的特定位置。从头部位置转向后面,脑干的血液供应恢复,症状消失。

(二)可逆性缺血性脑疾病

RIND 是一种局部性神经缺损,一般会持续 24 h 以上,但在 3 周内可以恢复到正常水平,神经检查可以揭示病灶性神经缺损的迹象。RIND 患者可能有小规模脑梗死。

(三)进行性卒中

脑缺血症状逐渐发展和恶化,6 h 后达到峰值,有些人在 1 ~ 2 d 内完成发育过程,出现脑梗死。进性性卒中更常见于脊柱系统。

(四)完全性卒中

脑缺血症状通常发展迅速,在发病后几分钟到 1 h 内达到峰值,但不迟于 6 h。

区分 TIA 和 RIND 的时间限制为 24 h。在这段时间之前康复的人是 TIA,在这段时间之后康复的人是 RIND,这在文献中是大致一致的。然而,PS 和 CS 发展到峰值的时间是有争议的:有些人将其设置为 2 h,但更多地使用 6 h 作为时限。

四、检查和诊断分析

(一)脑血管造影

在血管造影上直接穿刺颈可以清晰地看到颈总动脉的分支,这简单易行,但直接穿刺受影响动脉是危险的。穿刺部位应与分叉部位隔开一定距离,手术应避免栓子脱落。通过股动脉插管进行选择性脑血管造影可以对 4 条脑动脉进行血管造影,这是最常用的血管造影方法,但当股动脉和主动脉弓狭窄以及总血管造影部位有病变时,很难插管。颈动脉或脊柱动脉插管也比较复杂,有一定的风险。经腋下动脉选择性脑血管造影的应用较少,腋下动脉较不易发生动脉粥样硬化,具有较厚的直径和较丰富的旁动脉循环。肩部缺血的概率并不像在肩动脉中那么大,但穿刺时很容易刺穿肩丛损伤。经右腋下动脉套管时,左总颈动脉、左锁骨动脉和左脊柱动脉均未成像。在这种情况下,必须补充其他可视化方法。经股动脉或腋下动脉穿刺入主动脉弓,并在高压下注射高剂量造影剂,可显示出所有脑动脉脱离主动脉弓的整个行程,但清晰度不如选择性穿刺或直接穿刺更加清晰。

脑血管造影能够显示动脉狭窄情况、动脉粥样硬化斑块和溃疡情况。如果管径狭窄达到 50%,则意味着孔径截面面积减少 75%,管径狭窄达到 75%,孔径面积减少 90%。如果有“弦迹象”,则说明狭窄的间隙面积减少了 90% ~99%。血管造影上溃疡的形态可介绍如下:①动脉壁上有一个凹陷,边缘尖锐。②突出的斑块上有一个凹陷,底座不规则;但有时两个相邻斑块的凹陷可以被认为是溃疡,有时溃疡充满血栓容易被忽视。

脑动脉粥样硬化会发生于多个部位,但最常见的是短颈动脉和脑动脉离开主动脉弧的位置,以及脑动脉,最常见于颈内动脉的位置和椎动脉的位置。有时候多个病变可能发生在一条动脉上,例如排泄处和颈内动脉虹膜的病变,称为串联病变。因此,为了充分了解病情,应尽可能进行脑血管造影。脑血管造影仍是诊断脑血管疾病的最佳方法,但可导致栓脱落和栓塞形成。虽然这种风险很少见,但其导致的后果相当严重。

(二)超声检查

超声检查是一项非侵入性研究。B 型超声波一维在线成像可以观察狭窄斑块和孔隙溃疡;带状脉冲多普勒超声检测可测量颈动脉的峰值频率和血液流速,可用于颈动脉内狭窄程度的评估。残留间隙越小,峰值频率越高,血流速度越快。经颅多普勒成像(TCD)可以检测颅内动脉狭窄,如颅内颈动脉、中脑动脉、前脑动脉和后脑主动脉的颅内段狭窄。

超声多普勒还可以确定上轨道动脉的血流方向,以确定颈内动脉狭窄或闭塞的程度。眶上动脉和块上动脉从眼眶动脉、颈内动脉分支,其内血流方向正常向上、明显减少或消失。例如,当靠近眼动脉排泄处的内颈动脉被阻塞时,外颈动脉的血液可以通过这两条动脉流回眼动脉,在闭塞处较远的地方供给颈内动脉并用定向多普勒法检测这两条动脉的血流方向可用于确定颈内动脉狭窄或闭塞。但这种方法会出现许多假阴性结果,因此只可当作参考。

(三)磁共振血管造影

磁共振血管造影(magnetic resonanceangiography,MRA)检查也是一种非侵入性方法,可以显示颅外和颅内脑血管成像,符合“北美症状性颈动脉内膜切除试验研究”的分类标准。10%~69%的管腔狭窄为小型或中型。这一时期的 MRA 发现,尽管动脉的位置已经变窄,但流动路径的延伸仍然存在。70%~95%的透视狭窄为主要狭窄,血流频谱破坏最小,称为“跳跃征”。95%~99%的狭窄是巨大狭窄,在信号限值和畸变之上具有细线或不可逆线,称为“细征”。目前很难准确地分辨 MRA 图像中的极端条纹和闭塞现象。MRA 的另一个缺点是很难发现动脉粥样硬化性溃疡。

据数据显示,MRA 诊断颈总动脉分叉严重狭窄(>70%)的可靠性在 85%~92%。MRA 诊断严重狭窄的可靠性很高。与脑血管造影相比,MRA 常常夸大狭窄的严重程度。由于这些缺陷,最好结合超声检查,以提高脑血管造影的吻合率。如果 MRA 和超声结果不一致,应进行脑血管造影。

(四)CT 脑血管造影

静脉注射 100~150 mL 含碘造影剂结合螺旋 CT 扫描后三维重建可用于颈动脉研究,与传统脑血管造影的诊断符合率可达到89%。缺点是不容易区分神经材料和血管壁钙化,因此狭窄程度的估计不准确。

(五)眼球气体体积扫描方法

眼睑肌张力造影(OPE-Gee)是一种测量眼动脉收缩血压的间接方法。眼动脉收缩压反映了内颈动脉远端部的血压。当眼动脉排泄处附近颈内动脉狭窄程度达到75%时,颈内动脉远端部血压下降,眼内动脉压力也下降。同时测量双侧眼压可以揭示病变侧颈内动脉明显狭窄。如果两侧的眼压差大于0.7 kPa(5 mmHg),则说明患者的眼压已得到降低。

(六)局部脑血流量测定

测定rCBF的方法有吸入法、静脉法和动脉内注入法,以颈内动脉注入法较为准确。将3 mCi(1Ci=3.7×10^{10}Bq)的氙-133(^{133}Xe)溶于3~5 mL生理盐水内。直接注入颈内动脉,然后用16个闪烁计数器探头放在注射侧的头部不同部位,每5 min记录1次,根据测量数据,可以计算每个组件的区域脑血流量。吸入和静脉输注的准确性受放射性核素对颅外组织的"污染"影响。

rCBF检查可提供两方面的信息:①可准确确定脑低灌注区,有助于选择分配给该区域的动脉作为颅外-颅内吻合的动脉。②低灌注区的rCBF水平可以预测该区域的脑功能是否可以通过增加rCBF而得到改善,这有助于选择能够进行血运重建的患者和评估手术结果。

五、治疗

脑动脉闭塞症有多种外科治疗方法,包括钢瓶血管成形术、狭窄补丁开腔扩张术、内切术、短颈动脉搭桥术、颅内动脉外吻合术、填料移植术及多种方法的结合,现在简单回顾一下基本方法。

(一)头-臂动脉搭桥术

适用于主动脉颈胸部狭窄或闭塞引起的脑缺血。有不同的搭桥方法,应根据不同的闭塞处进行不同的设计。常用的手术程序包括横跨颈总动脉和颈内动脉的桥、连接锁骨和内颈动脉的桥、连接主动脉到颈总动脉的桥、连接脊柱动脉到颈总动脉的桥、连接主动脉到颈内锁骨动脉的桥、连接主动脉到颈总动脉的桥、颈内动脉桥连接、锁骨-锁骨动脉桥连接、锁骨-锁骨动脉桥连接等。用于架桥的材料是一种人造血管,由聚酯(达克伦)或聚四氟乙烯制成,大皮下静脉也可用于连接较小的动脉。

(二)颈管内膜切除术

颈管内膜切除术是一种治疗脑缺血的有效手术方法,其预防作用大于治疗作用。颈管内切术适用于颅外手术“可触及”的病变，包括乳头下颌线以下的脑动脉（乳突顶部至下颌角的一条线），主要是颈部动脉的分叉。

1. 适应证

手术的选择应基于血管疾病和临床情况。

血管病变：①有症状的颈动脉动脉粥样硬化狭窄超过70%；②对于卒中危险因素高的患者，有症状的患者狭窄度超过50%，无症状的患者狭窄度超过60%，应积极进行CEA。③有不规则形状的动脉粥样硬化斑块或颈动脉分岔处溃疡的人。

临床情况：①TIA曾经发生过，而且在最近多次发生过。②轻度神经缺损患者全脑卒中，以改善症状，防止复发性卒中。③在慢性脑缺血患者中改善脑缺血和预防卒中。④患者颈动脉狭窄严重，但无症状。由于其他疾病而需要进行大的胸腹手术时，为了预防手术中因低血压引起的脑缺血，手术前可进行预防性的卡罗蒂内切开术。⑤在无症状血管噪声患者中，颈内动脉间隙狭窄明显（80%），如果外科医生成功地将手术死亡率和残疾风险控制在3%以下，则应进行子宫内膜切除术。正常颈动脉直径为5～7 mm，狭窄时血管噪声可出现50%以上，狭窄时消失85%以上或直径小于1.5 mm。噪声的突然消失表明管子的直径非常窄。颈内动脉高度狭窄且无症状，依赖于对侧颈动脉和脊柱动脉的近侧血液循环，这些患者无症状，但卒中风险高。

2. 多发性病变的治疗原则

多发性疾病是指单个静脉中两条以上动脉的疾病或两条以上的动脉都有问题。当多个病变接受手术时，应遵循以下步骤。①颈动脉两侧狭窄，且TIA只发生在一侧，无论这一侧颈动脉有多大程度的狭窄，这一侧手术均应首先进行。②颈动脉两侧狭窄，而TIA发作无侧症状，通常是由于后循环部供血不足；如果一条颈动脉狭窄超过50%，首先在这一侧进行手术，以增加脊柱基底动脉通过威利圈的血液供应。如果一侧手术后TIA仍发生，请考虑对侧手术。两次手术之间至少需要4周。③颈侧动脉狭窄。在对侧闭塞中，TIA通常与狭窄的一侧相连，并且只对狭窄的一侧进行操作。④颈内动脉颅内和颅外段狭窄，应优先治疗近端病变。如果术后症状持续存在或颅内段高度狭窄，可以考虑颅内-颅外桥。⑤颈动脉和脊柱动脉都有狭窄，颈动脉病变应首先治疗。⑥颈动脉双边狭窄时，应根据脑供血的改善，优先治疗较重的侧狭窄，对岸侧应治疗。⑦当颈动脉狭窄程度两侧相同时，先为“非阻塞侧”，后为“主侧”。“原发侧”血流量大，可通过前连接动脉供给对侧。首先执行非显性半球侧，这可能会增加显性半球的近侧血液供应，以提高下次执行显性半球时血流阻塞的安全性。双方的操作应分阶段进行，间隔不少于1周。⑧颈内动脉闭塞也导致颈外动脉狭窄。外颈动脉疏通后，可通过眼动脉增加内颈动脉颅内段的血液供应。手术表现为颈外动脉狭窄50%以上。

3. 手术禁忌证

(1)在脑梗死急性期，血流恢复后可能出现脑水肿甚至脑内出血。

(2)慢性颈内动脉闭塞超过 2 周的患者,再灌注成功率和长期通畅率非常低。

(3)心脏病、重度肺病、糖尿病、肾病、感染、恶性肿瘤等严重系统性疾病患者,以及术后估计寿命短的患者。

4. 外科并发症和预防

(1)心血管并发症。颈动脉狭窄患者往往是老年人,他们一般患有心血管疾病、高血压等心血管疾病。术前严格检查,术后严格控制血压和心电图,及时检查和纠正并发症。

(2)脑并发症:卒中的最新原因发生在术中和术后微动脉粥样硬化斑块栓塞、术中颈动脉闭塞或术后颈动脉血栓形成,导致脑缺血,最严重的是术后脑缺血。因此,手术后应仔细观察血压等关键指标的变化。出现神经症状时,应立即进行 CT 或脑血管造影。脑出血或颈动脉闭塞应立即进行手术。大多数(80%)的神经问题发生在手术后 1 ~ 7 d,主要是脑栓塞或脑缺血。如果脑血管造影显示手术部位有阻塞或缺损,应重复手术。如果血管健康,主要是因为脑栓塞,应注意抗凝治疗。

(3)切口处血肿:出血源为动脉切口处渗出的软组织和缝合松弛。大血肿可压迫气管,止血应立即进行。在紧急情况下,可以在病人床边开切口进行减压。

(4)颅神经损伤:上喉神经、舌下神经、迷走神经、回喉神经或面神经下颌分支在手术通路过程中可能受损,特别是颈动脉分岔处高时,交感链可能受损。霍纳综合征,术前熟悉解剖学并注意避免术中分离、凝血和拖曳过程中神经损伤。

(5)网状破裂:通常发生在手术后 2 ~ 7 d,颈部突然肿胀,呼吸困难。撕开的补丁最常见于脚踝前的下肢皮下静脉,而从大腿或腹股沟取出的静脉补丁很少破裂。静脉补片不应过宽,非张开状态下其宽度不应超过 4 mm。

(6)充血综合征:长时间缺血引起脑血管急剧膨胀,切除术后血流突然增加,但脑血管的自身调节功能尚未恢复,导致 rCBF 和血流速率突然增加,可引起各种神经症状。脑内血肿很少发生,在颈动脉狭窄明显的患者中更常见,发生率大概在 12%。术后对严重狭窄患者应进行 TCD 或 rCBF 监测,如发现超灌注状态,则需要降血压。

(三)颅外颅内动脉吻合术

颅内动脉搭桥(EIAB)的理论基础是使用颅内吻合器来减少由于颈内动脉或胸内动脉狭窄或闭塞而流向大脑的血液流量。不太可能狭窄或闭塞的颅外动脉(颈外动脉系统)直接向大脑提供血液,使脑梗死周围的缺血半影和灌注困难区域的脑组织获得额外的血液供应。改善神经功能,增加脑血管储备容量,提高对脑血管栓塞复发的耐受性。

1. AIB 的外科适应证

(1)血液动力学因素引起的脑缺血:在颈动脉狭窄或闭塞的患者中,15% 的病变位于颅外手术无法到达的部位,即乳突顶端及下颌角连线后上半部分。这种病变不能通过颈管内切术治疗,可能导致脑功能减退。此外,多发性狭窄或动脉闭塞也会导致输卵管下垂，而那些在输卵管下垂状态下无法进行药物治疗的人符合 EIAB 手术的适应证。

(2)对于涉及颈内动脉的颅底肿瘤患者，在肿瘤切除过程中应切除动脉以完全切除肿瘤，可在手术前或手术中进行动脉搭桥手术，避免脑供血不足。

(3)梭形或巨动脉瘤不能关闭，需要原动脉结扎或动脉瘤隔离。

2. EIAB 手术方法

常用的手术方法包括颞表面动脉与中脑动脉吻合术(STA-MCA)和中脑动脉与大脑动脉吻合术(MMA-MCA)。

第四章 脊柱脊髓疾病

第一节 椎管内肿瘤

概述

椎管内肿瘤又称脊髓肿瘤，主要来源于脊髓及相关组织细胞，如末梢细丝、神经根、硬脑膜、蛛网膜、血管和腹内脂肪组织。椎管内肿瘤约占中枢神经系统肿瘤的15%。一些椎管内肿瘤从原发肿瘤转移到身体的其他部位。

(一)肿瘤分类

根据解剖水平分为硬脑膜外、硬脑膜下和髓内脊髓肿瘤；根据病理特性分为脑膜瘤、神经纤维瘤、星形胶质瘤、脊索瘤和表皮囊肿等；根据来源分为原发性、继发性和转移性肿瘤；根据脊髓段的不同分为上颈部、颈部、胸部、腰部和马尾肿瘤。

(二)临床表现

椎管内的空间非常狭小，因此其临床症状和体征主要由椎管内脊髓和脊髓神经的肿瘤刺激、压缩和损伤引起。腹内肿瘤通常持续时间长，进展缓慢。主要表现为渐进性敏感障碍、运动障碍和自主神经系统症状。

(三)临床诊断

1. 病史

应收集详细的病史，特别是关于感觉障碍、运动障碍、刺激性疼痛和神经功能障碍的病史。脊髓中的肿瘤通常持续时间更长，而一些癌症和带有囊性病变或出血的肿瘤可能会导致进展性症状。详细完整的临床病史数据对椎管部肿瘤的诊断非常重要。

2. 身体检查

由于椎管内肿瘤所在位置和结构的不同，其引起的临床症状也有差别，所以体格检查的严谨性和客观科学的临床体征分析对椎管内肿瘤的初始定位具有重要意义。

（1）髓内肿瘤和髓外肿瘤临床症状的主要区别是：前者的症状主要表现为自上而下，而后者则相反，主要表现为自下而上；分离是罕见的，但根痛发生较早。

（2）脊髓不同部位肿瘤的临床征象也不同。①颈部上段（C_1 ~ C_4）：颈部和枕部疼痛，有时伴有痉挛性四肢麻痹和躯干和四肢敏感障碍。有时会出现打嗝、呕吐和呼吸困难，这是由于肿瘤侵入膈膜所致。②颈部增大（C_5 ~ T_1）：上肢、肩部和背部疼痛早期发生，如果肿瘤发芽并引起脊髓横向病变、上肢萎靡性麻痹、下肢痉挛性麻痹，病灶以下部位可能出现敏感障碍，偶尔伴有霍纳综合征。③腰椎段（T_2 ~ T_{12}）：早期有特征性腰痛和腹部疼痛，有拉伸感。痉挛性下肢麻痹，敏感性受损，发生在肿瘤生长时，而上肢正常。④腰椎增大（L_1 ~ S_2）：腰椎和双脚下肢疼痛早期发生，双脚萎靡性麻痹随疾病进展而发生，并常伴有括约肌功能障碍。⑤锥形和马尾：锥形肿瘤早期有植物人性功能障碍，伴有相关科室的敏感性紊乱；马尾部肿瘤常有剧烈的根痛、肌肉萎缩、敏感性障碍等。其他然后出现自主神经系统功能障碍。

3. 辅助检查

必要检查是腹内肿瘤诊断不可缺少的检查方法和诊断依据。传统的临床检查方法包括腰椎穿刺、动态脑脊液检查（Keckenstedt 测试）、X 射线检查、骨髓造影等。有些方法涉及一定的创伤和风险，手术复杂，对肿瘤分辨率差。作为椎管内肿瘤的诊断很少使用。CT 和 MRI 是最常用的成像技术，常规计算机断层扫描对椎管肿瘤的诊断意义不大，而扩展扫描可以显示某些肿瘤和周围水肿的大小。MRI 是目前应用最广泛、最有价值的腹内肿瘤临床诊断方法。MRI 可以比 CT 更清晰地显示肿瘤及其周围结构，特别是 MRI 可以在水平、冠状和矢状投影中显示肿瘤的三维位置及其与周围组织的联系，这对肿瘤的定位和手术治疗的指导非常有价值。某些肿瘤在 MRI 上的特定成像表现也有助于肿瘤的定性诊断。

（四）治疗

大多数椎管内肿瘤都不是恶性的，手术是最常见的治疗选择。在明确诊断后早期手术可缓解大部分临床症状，部分或全部恢复脊髓功能。脊髓内转移性肿瘤或恶性肿瘤应在术后进行放疗或化疗进行巩固。

1. 手术适应证

如果椎管内肿瘤体积形成的临床诊断明确，并且患者的脊髓或相邻神经根功能受到影响，应考虑手术治疗。

2. 手术禁忌证

患有严重或不可逆的心脏、肺、肝、肾等器官疾病，不能忍受手术的患者；手术区局部皮肤感染、溃疡或坏死的患者手术前应积极治疗；脊髓内转移发生在有明显临床症状的其他系统中，如果椎管内有多个肿瘤，主要病变应在家庭和患者的同意下进行手术，或者手术应分阶段进行。

3. 手术并发症

脊髓损伤在受影响部位引起症状或新症状的严重并发症；单个或多个脑损伤通常不会引起明显的症状，但连续的脑损伤可以引起类似的症状；手术区域的局部大脑会导致感觉过敏。或疼痛症状；手术血肿；脊柱受压症状；姿势不良，颅内压改变；术中蛛网膜下腔出血；头痛和其他症状；伤口愈合较慢、脑脊液漏等。

(五)预测

随着神经外科显微外科的发展和应用，椎管内部肿瘤的外科治疗，尤其是良性肿瘤，手术治疗成为首选。手术后患者存在局部疼痛、腿部功能障碍、骨髓不稳定等诸多问题，需要临床、康复中心、骨科等学科的帮助。因此，椎管内肿瘤的术后并发症减少和改善生活质量是神经外科医生应该重视的一个问题。

一、髓外肿瘤

髓外肿瘤是最常见的中枢性恶性肿瘤之一，约占恶性肿瘤的三分之二。其中，神经鞘瘤和脑膜瘤最为常见，其次是终丝室管膜瘤。该类型的肿瘤组织学属于髓内癌，但从解剖学角度来看，通常分为髓外癌。此外，脊索瘤常位于骶尾部，而椎管腔内转移通常位于髓外，很少在脊髓中萌生。

(一)常见的髓外肿瘤类型

1. 神经鞘瘤

神经鞘瘤约占髓外肿瘤的40%，是最常见的椎管肿瘤。神经鞘瘤临床上包括神经鞘细胞瘤和源于神经鞘细胞的神经纤维瘤，但后者也含有神经束细胞、成纤维细胞和其他成分。神经鞘瘤主要位于脊髓神经根及其鞘中，特别是背神经根，最常生长于髓外硬脑膜，有些生长于神经根，突破硬脑膜，在硬脑膜内外生长成哑铃状。内胚层淋巴结瘤很少见。肿瘤主要位于脊髓外侧，压迫和挤压脊髓。绝大多数是良性肿瘤，有的是预后较差的恶性肿瘤。神经纤维瘤通常有一个完整的囊，光滑的表面，紧密的纹理和清晰的脊髓和脊髓之间的组织边界。它们经常生长在神经的一侧，一些携带肿瘤的神经肿胀并失去正常形状。

2. 脊膜瘤

脊膜瘤是最常见的椎管良性肿瘤之一，其发生率仅次于神经鞘瘤，约占椎管肿瘤的25%。这类肿瘤主要起源于网膜内皮细胞和基质，也可能起源于硬脑膜基质，因此大多数脊膜瘤位于髓外和硬脑膜下空间，有些位于硬脑膜外和硬脑膜内空间。更常见于胸椎通道，然后颈部和腰部。脊膜瘤在女性中更为常见，可能是由于内分泌激素对脊膜瘤形成的影响。脊膜瘤多为单发，从肿瘤的外观来看大致可分为卵形和扁形两种。卵形型占绝大多数，常显著，但也有钙化甚至骨化，且质地非常坚硬。瘤体表面光滑，但也可能有不规则的结节状，基部常宽，主要与硬脑膜结合，与蛛网膜的粘连较松。

3. 终丝室管膜瘤

终丝室管膜瘤在神经外科和解剖学方面属于髓外肿瘤，在肿瘤组织病理学起源方面属于髓内肿瘤。终丝室管膜瘤和马尾神经鞘瘤的发生率相同，约为椎管马尾神经瘤的40%。它在男性中比女性更常见，而且大多是良性的，但有些肿瘤生长积极，特别是在年轻患者中。肿瘤通常形状不规则，呈红色，与周围组织紧密连接。显微组织病理学主要是黏液乳头状室管膜瘤。

4. 脊索瘤

脊索瘤主要来源于胚胎弦的残余物，这些残余物既可发生在颅内，也可发生在脊髓通道。脊索瘤是骶后区最常见的肿瘤，可定位于骶骨内，在骶骨破裂后发芽到前骨盆和后脊髓通道，压迫脊髓。纤维组织通常包裹在肿瘤椎体的外侧，肿瘤组织的稠度通常易碎柔软，有时呈胶状。

5. 椎管内转移

椎管内转移主要位于髓外，有些也进入脊髓。主要通过动脉、静脉、蛛网膜下腔、淋巴和局部直接侵入。主要的原发性病变有肺癌、消化系统肿瘤、乳腺癌、前列腺癌和淋巴系统恶性肿瘤。由于椎管内转移患者一般处于晚期，临床上难以统计，因此通常接受基础性疾病的治疗，以及系统放疗和化疗。

（二）临床表现

1. 病程

除转移的瘤体外，椎管外肿瘤通常生长缓慢，部分肿瘤变为恶性或囊性，疾病可迅速进展。大多数患者在肿瘤长时间生长后出现临床症状，有些患者的病史可能长达数年。

2. 临床症状和体征

外侧肿瘤的临床症状和体征主要与病变段的定位、脊髓和神经根的融合、生长速度有关。表现为疼痛、感觉异常、运动障碍和括约肌功能障碍。

(1)感觉出现问题、麻木和疼痛：在早期，只有分支器官的麻醉、严重程度和张力，尤其是脊膜瘤患者，麻醉异常在早期最为常见，根缺损症状很少。神经纤维瘤起源于脊髓的背根，因此首先发生相关疾病引起的放射痛。脊膜瘤是由网状组织的突起引起的，很少发生在根动脉中，因此根痛是罕见的。脊髓半电离综合征在脊膜瘤患者中很罕见，因为脊膜瘤与硬脑膜紧密结合，肿瘤蒂宽，脊髓压迫不确定，通常在脊髓前方或后方，脊髓也是如此。神经纤维瘤通常发生在脊髓外部，容易受到压迫，因此脊髓半衰期综合征更为常见。在极少数情况下，这种疾病会在摔倒之后立即发生，而疾病的原因是受伤。

(2)运动障碍:从轻微肌肉无力到完全瘫痪。有些患者入院时有不同程度的运动困难，有些有长期病史的患者有四肢瘫痪。运动障碍的开始时间因肿瘤的定位而异，锥体或马尾肿瘤晚期表现出明显的运动障碍，胸部肿瘤由于椎管较窄而在早期表现出症状。

(3)括约肌功能障碍:这往往是晚期症状。事实上，有明显肠膀胱功能障碍症状的人往往会指出脊髓部分或完全压迫，发病率远低于运动障碍。括约肌功能障碍在胸腰椎肿瘤中更为常见，而颈肿瘤则较少。

(三)诊断

仔细研究病史和伴随症状对临床诊断具有重要意义。此外，辅助调查也特别重要。目前常用的辅助检查包括回顾性脊柱 X 射线、腰椎穿刺、骨髓造影、CT 和 MRI 检查。

1. 脊柱 X 射线检查

直接迹象主要是神经鞘瘤斑块的钙化阴影，这是罕见的。间接征象是指肿瘤压迫椎管及邻近骨结构所引起的相应变化，包括椎弓部破坏、椎弓部间距扩大，甚至椎弓部破坏消失、椎体凹陷或椎间孔扩大。由于回顾性脊柱 X 射线片的分辨率不能很好地显示肿瘤，因此该方法目前主要用于肿瘤的术前定位，对肿瘤的病理解剖特征没有多大意义。

2. 脑脊液动力学研究(凯肯斯特试验)

动态的面部变化往往先于相应的临床表现。脑脊液中蛋白质含量的增加通常与脑脊液循环紊乱一致，并先于临床症状的出现。

3. 骨髓学

全蛛网膜下腔梗阻发生率约为 95%，典型杯状充填缺损骨髓造影显示梗阻变化高于淋巴动力试验的阴性指标。两者发生的时间远早于脊髓压迫的临床征兆，阳性率高。

4. CT 和 MRI

随着 CT 和 MRI 的普及，骨髓造影在脊髓外肿瘤诊断中的应用逐渐减少。特别是，MRI 研究可以从不同的角度和视野识别肿瘤，准确地确定肿瘤的位置，并对某些肿瘤作出定性结论。

神经鞘瘤的 CT 扫描显示肿瘤钙化，CT 扫描时可加强。神经鞘瘤在 MRI 矢状和轴向投影上有稍长的 T_1 和更长的 T_2 图像，即 T_1 悬浮图像上的髓外低强度肿瘤灶。当肿瘤体积较大时，通常会同时涉及多个神经根，脊髓会收缩、扁平甚至移动。蛛网膜下腔空间扩大，质子加权图像中显示肿瘤信号增强，比相邻脊髓组织稍高，特别是在冠状或横向图像上，可以清晰地观察肿瘤通过神经孔的进展和哑铃状肿瘤的整体外观。脊膜瘤的 CT 常表现为表外髓鞘病变的特征，肿瘤多为实体状，圆形或椭圆形，具有异位性或轻微增生性，有时可见不规则钙化。肿瘤在扩大扫描时有中度放大作用，MRI 检查可以扫描冠状、矢状和轴向投影，这对于显示脑膜瘤的确切位置和全貌非常有价值。T_1加权图像等强或略低强度，T_2加权图像超强。当肿瘤发生囊变时，可以看到信号超强烈的囊肿区域，增强扫描中的病变表现出均匀的放大，有时观察到“脊膜炎尾迹”。

(四)手术治疗

1. 外科原理

椎管内髓外肿瘤的治疗以手术切除为基础。对于一些转移性肿瘤患者，可以考虑放疗和化疗。随着现代神经外科显微外科的发展，只要患者能忍受手术麻醉，将严重心肺功能不全者等不可控疾病排除，外侧肿瘤需要手术。手术的关键是在肿瘤完全切除的前提下，尽可能保留神经根和脊髓功能。外侧肿瘤手术通常预后良好，手术通常采取卧位进行，这样可以减少脑脊液的流失。肿瘤在手术前应精确定位，并根据肿瘤的位置、大小和脊髓神经根关系制定手术方案。手术切除和层析切除的范围应根据肿瘤的大小确定，并应允许肿瘤的上下部分裸露。硬脑膜切开前应先处理椎管硬膜外静脉丛，避免术中渗出可能影响手术进展。在肿瘤切除前，将一小块明胶海绵或海绵贴涂抹在肿瘤的上下极，术后再冲洗以减少蛛网膜下腔的术中出血。手术后，被侵蚀的硬脑膜应切除、修复并紧密缝合。

2. 手术切除神经鞘瘤

它通常与神经根紧密相连，有时包裹在神经根上。在手术过程中，神经根应尽可能小心地从肿瘤一侧分离。一些神经根通过肿瘤。它可以在胶囊中切片，以最大限度地保留神经根。神经可以与肿瘤一起切除。一般来说，切断 2～3 根胸神经根不会引起明显的功能障碍，但在颈部和腰部肿大区域的神经鞘瘤，如果相邻的神经根受损，很容易引起相应的功能障碍。施瓦诺玛可以生长成哑铃状，分为椎管的内侧和外侧，椎间孔为狭窄部分。可能是脊髓损伤时，张力或分层进入椎间孔。对于位于颈部的神经鞘瘤，特别是当肿瘤生长到一定的大小和椎管明显凸出时，手术期间应避免将脊柱动脉放置在肿瘤的前面和内部。在操作过程中，应尽可能保持网膜的完整性。肿瘤切除后，蛛网膜应在显微镜下缩小或缝合，可减少粘连和脑脊液流出的发生。

3. 脊膜瘤手术切除

脊膜瘤通常紧紧贴在相邻的硬脑膜上，手术的关键是避免脊髓张力和损伤。硬脑膜被切开以揭示肿瘤，并探索其与脊髓、血管和神经根的关系。通常，脊膜瘤很少与脊髓和神经根紧密结合。有些脑膜瘤血液供应良好，主要来自硬脑膜，肿瘤基底可先用电凝固处理。小脑膜瘤在基底处理后可以用一个单元切除。有些脑膜瘤对脊髓有严重的黏附作用。首先,肿瘤侧凝血,然后用微剪刀等显微镜工具急剧分离,可以减少牵引和脊髓颈部损伤,特别是大脑膜瘤可以被切成碎片。脑膜瘤底部的硬脑膜应适当治疗,所涉及的硬脑膜应切除并用筋膜或人工网修复,尽量减少复发。

二、髓内肿瘤

脊髓髓鞘内肿瘤是最常见的中枢神经系统肿瘤之一,约占椎管肿瘤的1/3。其中,室管膜细胞瘤、星形细胞瘤和血管红细胞瘤最为常见,其次是血管海绵状肿瘤、脂肪瘤、神经鞘瘤、表皮囊肿,以及皮质囊肿和转移。髓内脊髓肿瘤呈分段分布,最常见于颈部和胸部,其次是胸椎。

(一)髓内肿瘤的常见类型

1. 室管膜瘤

室管膜瘤是最常见的髓内肿瘤,包括终丝室管膜瘤。从解剖学的角度来看,后者在临床上最常见于髓外肿瘤。室管膜瘤主要发生在成年人中,男女比例相当。除末端丝外,室管膜瘤主要见于颈段,主要从中央通道到末端终丝室管膜。在标本中,室管膜瘤与周围脊髓存在着界线,有伪乳突形成,肿瘤稠度中、肿瘤上、下极常有脊髓中央通道扩张,细胞型室管膜瘤在组织学中更为常见。

2. 星形胶质瘤

星形胶质瘤在髓内肿瘤中仅次于室管膜瘤,大概占中枢系统星形胶质瘤的3%,在小儿髓内是较为常见的肿瘤。髓内星形细胞瘤多见于颈部和颈胸段。在标本中,星形胶质瘤与室管膜瘤较为相近,质地更紧密,与周围脊髓的边界不太清晰,有的肿瘤是囊性的,更常见的是恶性原生质星形胶质瘤,有的是恶性的。

3. 血管网织细胞瘤

血管网织细胞瘤也是常见的髓内肿瘤之一,它是源于血管的良性形成。可与希佩尔-林道(Von Hippel-Lindau)综合征合并,通常在颈部,但也在脊髓背侧。显微镜下可以看到病灶与软脑膜密切相关,与脊髓有界限,并有多条异常大动脉供应血液。与小脑网膜不同,典型的囊肿和结节在髓内病变中很少见。

4. 脂肪瘤

脂肪瘤是一种先天性疾病。大多数髓内脂肪瘤位于软脑膜下。它们是由间质组织异常胚胎发育引起的。它们通常被一层完整的脊膜包围。肿瘤组织之间的神经纤维混合在一起,在脊髓圆锥内容易发生。它的界限很清楚,但它与正常的脊髓组织紧密结合,或者脂肪颗粒渗入其中,通常很难与脊髓组织分离,血液供应充足。由于脂肪瘤生长缓慢,可考虑局部切除和脂肪瘤循环减压。

(二)临床表现

1. 病程

髓内脊髓肿瘤的病史变化很大,最短的只有半个月,最长的超过几年,儿童的平均病史为1年,40岁以上的人的平均病史为5年。在创伤和发热的情况下,它可以加速脊髓压迫症状的发展,一些肿瘤性出血和卒中也可以加速疾病的进展。单凭病史无法区分腹内肿瘤或脊髓外肿瘤。

2. 临床症状和体征

髓内肿瘤的临床症状以非特异性为主,通常没有明显的快速增长。疼痛通常是第一症状,约占3/5;运动障碍和感觉异常各占1/5左右;括约肌功能障碍是罕见的。

敏感障碍包括疼痛、感觉异常和麻木。疼痛的症状不同于根痛,疼痛的强度不如神经鞘瘤。疼痛的分布与肿瘤所在的部位有关,通常位于肿瘤水平。疼痛的原因可能与肿瘤对脊髓丘脑道纤维和后角细胞的挤压和侵蚀有关,但通常不如神经鞘瘤的剧烈程度。感觉减退和麻木通常不会被患者注意到或评估,直到运动障碍出现患者才慌忙就诊。

作为第一症状,运动障碍仅次于疼痛。大多数临床患者只有在出现运动功能障碍迹象时才会寻求治疗。事实上,当被问及病史时,感觉障碍已经发生了。从解剖学角度看,髓内肿瘤主要侵袭上部运动神经元,但临床上一些运动障碍患者出现肌肉萎缩,疼痛或瘫痪可限制运动,导致功能失调性萎缩。

腰椎和锥体肿瘤可引起腰痛,括约肌功能早期受损,导致肠膀胱功能障碍。

(三)诊断

髓内肿瘤和髓外肿瘤不能仅凭临床症状和体征来区分,需要一定的成像方法。传统的X射线片、腰椎穿刺、肺泡动力学研究、肺泡蛋白量测定和骨髓造影尚未被用作诊断髓内肿瘤的常规研究方法,目前临床最常用的方法是CT和MRI检查。MRI可以确定肿瘤的位置、性质、大小、长度、边界、囊性蜕变和空泡,为髓内脊髓肿瘤的手术提供可靠的依据。

髓内肿瘤主要以室管膜瘤、星形胶质瘤和血管神经鞘瘤为代表,室管膜瘤和星形胶质瘤在MRI上显示不均匀的脊髓段增厚,正常脊髓段之间的分界模糊,T_1加权图像上的等强度,T_2加权图像上的高信号和许多不均匀的信号。加强扫描,可见不同程度的不均匀放大,室管膜瘤的上下极常与脊髓中央通道扩张合并,这是脊髓空洞或囊性变性。血管骨膜瘤的MRI检查显示血管血流空洞,这是特征性表现。

(四)手术治疗

长期以来,由于有加重脊髓损伤的可能,髓内肿瘤一度被认为是神经外科的一个有限领域，仅用于姑息性层压切除术和肿瘤减压或活检。随着现代成像诊断显微镜技术和神经外科显微操作技术的不断发展，髓内肿瘤的手术切除取得了很大进展，手术效率明显提高。目前，临床神经外科医生已达成一致意见，除部分恶性程度较高的恶性肿瘤外，应积极切除所有髓内肿瘤。

髓内肿瘤手术切除的关键是手术中脊髓的保护。手术前要仔细检查相关影像学数据，准确定位肿瘤，对肿瘤与脊髓的关系、肿瘤的浸润生长、恶性程度做出初步判断，制定明确的手术策略。硬膜外手术主要是指考虑脊髓紊乱和损伤的外侧肿瘤的外科手术，以及术中和术后适当使用皮质类固醇以降低对脊髓损伤的反应。脊髓切口应沿脊髓后中线进行，内窥镜应适应肿瘤。手术技能应充分利用肿瘤上下两极周围水肿区的脊髓鞘空间，在颜色和稠度上区分肿瘤与正常脊髓。小的可以在边缘切割，大的可以用块切割。采用超声吸刀可减少机械拖曳损伤。对于恶性程度较高的病灶，可进行快速术内活检，对确诊为恶性肿瘤的病灶可考虑部分切除。

三、椎管内先天性肿瘤

椎管内先天性肿瘤主要是指胚胎发育过程中椎管内不同胚层的异常残馀细胞形成的肿瘤状病变，在椎管内相对少见。主要有表皮样囊肿、皮样囊肿、脂肪瘤、肠源性囊肿、蛛网膜囊肿和畸胎瘤。

1. 表皮样囊肿、皮肤囊肿和畸胎瘤

表皮囊肿和真皮囊肿主要来源于外胚层组织，后者不仅含有表皮和角蛋白，还含有真皮和皮肤附属物如汗腺、毛囊等成分。畸胎瘤起源于三个胚叶，最常见于下胸、腰、锥体和马尾。由于病灶定位较低，常引起局部下肢疼痛、敏感障碍、反射异常和括约肌功能障碍。同时，它也可能因固定脊髓而复杂化，引起相应的症状，有时还会出现脊柱裂等先天性异常。诊断主要基于 CT 和 MRI 数据，当脊髓压迫症状出现时，手术治疗可以取得良好的效果。

2. 肠源性囊肿

肠源性囊肿主要来源于肠系膜组织，临床上罕见。患者可合并脊柱畸形和肠畸形，主要位于上胸段。CT 和 MRI 对诊断是有效的。手术切除效果良好，但需注意合并其他畸形的治疗。

3. 蛛网膜囊肿

蛛网膜囊肿主要来源于脊髓的蛛网膜。这种结构可能涉及脊髓，也可能位于髓外。CT 和 MRI 表现与颅内蛛网膜囊肿相似。如有脊髓压迫的临床症状，手术切除是主要治疗方法。

第二节　儿童椎管内肿瘤

概述

儿童腹内肿瘤占儿童中枢神经系统肿瘤的4%～10%，临床表现和手术治疗各有特点。

儿童最常见的腹内肿瘤是胚胎残余组织肿瘤。此外，源于原始神经嵴细胞的神经母细胞瘤、转移性非霍奇金淋巴瘤和尤因肉瘤也较常见。成人多发性肿瘤在儿童中比较少见。

（一）肿瘤发病率及组织学类型

国外报道的儿童腹内肿瘤约占同期治疗的神经肿瘤的20%，中国天坛医院报道的15岁以下儿童腹内肿瘤的比例，同期患儿颅内肿瘤发生率约为1∶9，其中，胚胎间皮肿瘤最常见，包括表皮细胞、皮肤囊肿、畸胎瘤、脂肪瘤和肠道。然后是胶质瘤（如星形胶质瘤、室管膜瘤）、神经鞘瘤、神经纤维瘤等。

（二）肿瘤部位

根据肿瘤的解剖位置，儿童腹内肿瘤分为髓外（硬脑膜外、硬膜下）和髓内肿瘤。不同脊椎段的发病率由高至低：胸、腰、颈、胸、腰骶、颈胸和骶后。

（三）临床表现

儿童椎管内肿瘤的症状并不例外，特别是在由于语言限制而无法描述症状的婴幼儿中，神经病变的早期发生往往被忽视，肿瘤可与疼痛和畸形等其他疾病合并。因此，医学中容易出现错误诊断。该诊断的症状如下。

（1）运动系统病变是儿童腹内肿瘤最常见的第一症状，经常四肢无力或经常跌倒。婴儿期的运动障碍不容易被发现，它们往往表现为步态变化的迹象和儿童时期学会走路后行走功能的倒退。

（2）神经痛、皮肤敏感受损等症状在婴幼儿中不能被轻易表达，常表现为无端无规律的哭泣、双手抓挠皮肤、下肢屈曲、不愿动。

（3）植物性功能障碍引起的排便功能障碍较常见，表现为尿频、小便弱、尿潴留、大便频或便秘。它也可以表现为异常出汗和血管运动,皮肤干燥,皮肤温度低,皮肤苍白等。其他如果宫颈病变,可能会出现霍纳综合征。

(4)儿童腹内肿瘤易发生其他畸形,如脊柱侧凸和起伏不定、皮质窦和局部脂肪增厚。儿童也可能因颅内压升高而引起头痛,主要是由脊髓液中蛋白质含量升高引起的脊髓液吸收不良。

(四)影像学检查

1. 脊柱 X 射线检查

门诊筛查常用。侧 X 射线片显示椎体断裂、椎体边缘加深等骨变化,斜 X 射线片显示椎间孔局部扩张。

2. 脊柱 CT 扫描

可以看到椎体后缘凹陷、椎体断裂和椎管扩张等变化,在某些情况下还可以看到肿瘤钙化。能全面了解椎骨的变化。

3. 脊柱磁共振成像

脊柱磁共振成像(MRI)是一种通过确定肿瘤的大小和位置及其与脊髓或马尾的关系来检测脊髓的方法。改进的扫描提供了对肿瘤细胞的洞察。

(五)诊断和鉴别诊断

根据临床表现,如果颈部或腰部出现无法解释的疼痛症状和迹象,四肢或双脚肌肉力量下降,脊柱疼痛等。应怀疑腹内肿瘤。辅助工具,MRI 可以确认诊断。

儿童椎管内癌应与脑膜炎球菌、脊髓脑膜炎球菌病、脊髓修复、脊髓损伤和脊髓炎等疾病区分开来。脑膜炎球菌、脊髓脑膜炎球菌病和固定上肢是先天性畸形。出生时,中线背表面有体积形成或异常皮肤,成熟时逐渐出现神经功能障碍。隐匿性脊髓损伤应询问病史是否有向后移动、重物击中腰部、交通事故等;小儿脊髓可引起发热和其他感染症状。

(六)治疗

显微手术是治疗儿童椎管内肿瘤的最佳方法。手术切除肿瘤或减少组织体积可以减少或减少对脊髓和神经的压迫,减轻疼痛,恢复受损的神经系统,并确保组织学诊断。手术期间,应尽可能切除肿瘤,以减少脊柱压迫。应在诊断仪器中进行工作,髓内癌的合适手术程序是神经生理学监测,这可以保证髓内肿瘤手术的安全性,并在术后评估脊髓功能方面发挥作用。

(七)预后

影响儿童预后的因素包括肿瘤切除程度及病理类型、脊髓功能病变程度等。由于儿童腹内肿瘤、胚胎残余肿瘤和胶质瘤多发，手术往往不能完全治愈，因此手术的远期效果比成人差。

一、髓外肿瘤

（一）概述

儿童髓外肿瘤包括硬脑膜外肿瘤和硬脑膜下肿瘤。胎儿脊髓肿瘤中硬膜外肿瘤的发病率较低，国内统计约为10%。肿瘤可由椎体、腹动脉、垂直旁突和原发肿瘤转移引起。最常见的表现是运动颈功能障碍和括约肌功能障碍。良性肿瘤可以通过手术切除治愈，神经系统通常会得到改善。如果恶性肿瘤不能完全消除，则进行全部或大部切除，术后放疗和化疗在治疗中发挥更积极的作用。儿童的硬脑膜外肿瘤包括硬脑膜外腔肿瘤、长入硬脑膜外腔的脊髓和长入硬脑膜外腔的垂直旁肿瘤，后两者更多。硬膜脑外癌通常由淋巴瘤、白血病和转移癌引起；尤因肉瘤、骨肉瘤、成骨细胞瘤、软骨母细胞瘤、动脉骨囊肿等。主要病原体是神经母细胞瘤、神经节母细胞瘤和神经节细胞瘤，硬膜外和硬膜下肿瘤占儿童癌症的30%～40%。大多数是生长缓慢的良性肿瘤。它们经常穿过神经孔，在脊髓外形成“哑铃状肿瘤”，导致脑损伤。儿童髓外硬脑膜下肿瘤是由脊髓传播的肿瘤（髓母细胞瘤、生殖肿瘤、室管膜瘤、血管丛乳头状瘤、松果体肿瘤）、神经鞘瘤，其他系统性疾病，如表皮囊肿、皮质肥大囊肿和肠囊肿也更为常见。

（二）临床表现

髓外肿瘤的症状和体征取决于肿瘤的定位、生长速度、脊髓压迫程度和周围骨骼的损伤程度。症状可能缓慢或突然恶化，几天内出现严重的神经系统缺陷。

1.疼痛

经常出现颈部或下背部疼痛。影响脊髓骶部或神经根的肿瘤可引起臀部或胯部的不适或疼痛。单纯硬脑膜下肿瘤也可能出现收缩性和根尖性疼痛，这是由于哑铃状肿瘤通过椎间孔从椎管流出，在椎间孔狭窄处压迫神经根尖，引起疼痛，常伴有疼痛综合征、肌肉无力、肌肉萎缩。

2.运动功能障碍

快速增长的硬脑膜外恶性肿瘤可能会在几天或几周的疼痛中发展出快速增长的四肢无力和瘫痪，有时类似于横纹肌炎的症状。涉及脑锥和马尾神经，表现为不对称性萎靡性麻痹。生长缓慢的肿瘤表明儿童运动发育迟缓或倒退。硬脑膜下肿瘤引起的肌肉无力最常始于四肢远端，如桡腕、踝、腕指、腕指关节等，并逐渐发展到近端。

3. 感觉功能障碍

髓外肿瘤通常引起针刺痛和麻木，从远端逐渐发展到近端儿童主观感觉异常，但在检查中没有发现特殊的发现锥体和马尾病变的典型表现是肛门和胯部皮肤－马鞍区域麻木。

4. 括约肌功能障碍

括约肌功能受到损害通常是晚期症状，表现为脊髓部分受压或完全受压。由尿失禁、大便失禁或排便困难（如便秘和尿潴留）引起，可能会伴随反复的尿路感染。

5. 其他

约25%的硬脑膜外癌症儿童有轻度或轻度症状和脊柱侧凸，当肿瘤或手术（如断层切除术）导致骨和椎间骨折时，这两种症状更为常见。该过程可能是肿瘤在脊髓液中积累蛋白质含量，阻断蛛网膜颗粒，并延迟脊髓液的吸收；当脊髓内皮囊肿被感染时，可引起脑膜炎。

（三）影像学检查

1. 脊柱CT、X射线常规胶片

X射线片和骨窗CT扫描是大多数腹内肿瘤患者的基础检查，能够初步确定椎体破坏、腿部扁平、脊柱侧凸和脊柱侧凸的变化。

2. 脊柱磁共振成像

磁共振成像（MRI）是诊断腹内肿瘤的最佳测试，MRI可以清晰地显示肿瘤的大小和性质，以及邻近的软组织、血管以及肿瘤与其他组织之间的边界，这对制订手术计划是有益的。

硬脑膜外肿瘤根据其性质可以在MRI上显示等强度或高强度阴影，并且大多数沿着硬脑膜匍匐生长。硬脑膜下肿瘤在T_1加权图像上多为等强或略低强度，在T_2加权图像上则为超强度。扩展扫描可以提高MRI的灵敏度，这对于检测小肿瘤特别有用。

在MRI中，沿脊髓液传播的硬脑膜下肿瘤看起来像脊髓和神经根表面的斑块状或结节状肿块，局部或扩散，明显增强。MRI是指明显的、封装的、相等或长的T_1和长T_2信号、均匀或不均匀的增益、通过椎间孔生长。神经纤维瘤的MRI特征：等距T_1和T_2信号，均匀明显增强，边界模糊，可能以哑铃的形状向外扩散，单个或多个，也可能有多个神经根病变的“明显特征”。脑膜炎的MRI标志物是硬脑膜外形成圆形或椭圆形，单发或多发，边界清晰，有些可能有钙化和增强后不同程度的均匀增强。“膜尾”是脑膜瘤诊断中的一个特征。硬脑膜下脂肪瘤的MRI征象斑点或不规则，有短T_1和长T_2信号阴影。

(四)治疗

1. 手术治疗

在硬脑膜外肿瘤中,手术通路应根据肿瘤的位置、程度和椎管外凸出的方向来确定。侧背病变的层压切开和横突切除;腹侧肿瘤的前路或前侧通路;腰部病变的腹膜后通道;胸肿瘤的经胸通路;哑铃状肿瘤的联合通路。手术方案可以根据肿瘤的定位、手术的风险和康复的可能性单独制定,包括选择部分切除或几乎完全切除,但对神经根和脊髓进行足够的减压可以有效地恢复神经功能。

硬脑膜下肿瘤以良性为主,具有全包膜、高切除率和良好疗效。诊断后应进行手术。进行手术主要是减轻脊髓肿瘤的压迫,手术时应考虑脊柱的稳定性。在外科手术中,通常使用后通路,最大限度地保留弓形关节的突起,以防止椎板切开时脊柱变形。原则上,肿瘤及其原神经应一起切除,这样做的目的是防止复发,减少对邻近神经根的损伤。在"哑铃状肿瘤"中,通常使用联合前侧通路,首先切除椎间孔的狭窄部分,以避免在切除外侧通道时损害脊髓。在切除时,脑膜瘤首先释放肿瘤的基部,将其与脊髓完全分离,然后与基部的脑膜一起切除,以减少肿瘤复发的可能性。先天性肿瘤手术时,应切除囊肿内物质,尽量切除囊肿壁。在手术过程中,应最大限度地限制层析切除术的范围,以保护椎间关节的完整性。肿瘤切除后的层压切除术可有效预防层压切除术后的畸形,对脊柱稳定性起重要作用。术后固定也能有效降低脊柱前凸或后凸的发生。

2. 放疗、化疗

研究发现,在硬脑膜外肿瘤的小细胞恶性肿瘤中,药物治疗和层流减压在改善神经功能方面没有显著差异,特别是运动功能障碍患儿放疗和化疗可能更快。无层析减压神经功能的改善。然而,攻击性手术减压是神经功能迅速恶化或运动功能完全丧失的儿童的选择方法。大多数硬脑膜外肿瘤,如脑膜瘤、神经鞘瘤和皮质囊肿是良性的,对放疗不敏感,在手术后不需要进行放射治疗。

(五)预后

大多数硬脑膜外肿瘤是恶性肿瘤细胞,手术不能完全切除,预后效果差。经常要进行辅助放疗和化疗,癌症可能复发。硬脑膜下癌的治疗是有效的,手术后运动敏感性功能往往逐渐改善,膀胱复发率更明显,手术引起的神经损伤发生率较低。脑膜瘤和神经鞘瘤在完全切除后很少发生,哑铃状神经鞘瘤除外,而上皮性或皮质性囊肿通常紧紧地附着在上脊柱或马尾神经根上,很难手术切除。

二、髓内肿瘤

(一)概述

儿童髓内肿瘤的发生率在400万~1000万,占儿童髓内肿瘤的35%~40%,较低恶性星形胶质瘤、神经节胶质瘤和室管膜瘤更常见。通常发生在颈部和胸部,以四肢无力和腰椎疼痛为第一症状。显微手术切除肿瘤仍是目前最有效的治疗手段。手术不仅可以做出一定的病理诊断并为术后放疗提供依据,而且可以减少肿瘤对脊髓的压缩和侵入,保护或改善神经状态。

(二)病理

儿童最常见的髓内肿瘤是星形胶质瘤。85%~90%为低恶性胶质瘤(Ⅰ~Ⅱ级),通常为髓内囊肿性和结实性病变;神经节胶质瘤由神经节细胞和胶质成分的混合物组成,胶质成分通常是星形胶质的,肿瘤神经元的特征是细胞大,相对成熟。与星形胶质瘤相似,肿瘤没有明确的边界,室管膜瘤在儿童髓内肿瘤占10%,在脊髓中央通道的室管膜细胞中有多个起源,肿瘤与周围脊髓组织有明确的边界。髓内血管生态学是一种罕见的良性脊髓肿瘤,源于血管内皮细胞,边界清晰,没有完全封装。组织学上与正常脂肪组织相似的一段,肿瘤生长缓慢。

(三)临床表现

儿童髓内肿瘤的诊断很困难,因为大多数肿瘤是良性的,生长缓慢,因此早期的临床症状很少或不明显。

1. 运动和感觉功能障碍

儿童髓内肿瘤常以运动功能减退为主要症状,如虚弱、无力、步态改变、运动发育迟缓甚至退化,体检时可发现良好的病理现象,成年儿童可出现肢体肌肉萎缩。精神障碍表现为低痛、触感和温感减弱。由于言语能力有限和缺乏对儿童的身体检查,症状也很隐匿。冲击敏感性的程度与脊髓的位置有关。

2. 疼痛

脊柱压迫经常引起疼痛,婴儿和儿童无缘无故哭泣,用手抓伤皮肤。症状可以在学龄前和学龄前学生中解释。一些儿童产生力量性压迫体位,如颈部屈曲和有限的腰部屈曲。

3. 括约肌功能障碍

常见的括约肌功能障碍包括尿频、无法排尿、尿潴留和失禁、大便频繁或便秘。

(四)影像学检查

X 射线和 CT 可以显示椎管内肿瘤引起的椎体变化,CT 可以评估脊髓在横截面的压缩程度。磁共振成像(MRI)是目前评估脊髓病变的最终测试。轴向和矢状投影结合 T_1 和 T_2加权图像可以很容易地识别和定位髓内肿瘤。对比增强扫描可以确认诊断,并显示肿瘤的囊性和结实成分以及肿瘤周围的水肿。

在 MRI 上星形胶质瘤表现多样,总脊髓增厚不均匀,肿瘤边界模糊,可扩散为多段,在增强扫描上对比增强不均匀;常伴有囊性变性,常伴有关节髓鞘样肿瘤两端的变化,血管性骨髓瘤和脂肪瘤有明确的边界和有限的局部化,前者均匀增强,后者不表达。

(五)治疗

1. 治疗原则

近年来,随着神经显微外科技术的发展以及超声抽吸和神经生理学监测等神经外科辅助技术的应用,儿童髓内肿瘤的治疗方法趋向于积极的外科干预,特别是对于大多数组织学髓内肿瘤。如低度恶性星形细胞瘤、室管膜瘤和胚胎残留组织瘤。采用手术和对脊髓进行最小损伤的治疗可以获得良好的结果。

2. 手术方法

显微手术切除儿童脊髓内肿瘤是非常方便和有效的方法。一般来说,脊髓手术后,在显微镜下进行手术,在肿瘤最浅层纵向切割脊髓组织以暴露肿瘤。不要损伤脊髓后内侧神经。肿瘤排除后,对冰冻切片进行手术和病理检查,以确定肿瘤类型和切口。对于恶性胶质瘤和其他恶性肿瘤,应谨慎进行手术,仅缝合部分硬脑膜并进行瘤内切除,以避免过度切除和脑损伤。术后应尽快进行放射治疗。肿瘤似乎已经完全切除,但没有恶性程度较低的星形胶质瘤和脊髓的明确表现,因此很难在不损伤脊髓的情况下完全切除。因此,不要强迫切除以避免灾难。室管膜瘤和脊髓之间存在差异,因为它们的血液供应不足。一般来说,大多数癌症可以在肿瘤中间和神经胶质瘤围产期切除,而不会损伤脊髓。在癌症治疗中,弱双极凝固用于诱导癌细胞减少再吸收的体积,动脉一个接一个互补,大部分可以完全切除。例如,阻塞性切除术容易导致不可控出血,而使用双极电凝止血的失明是上背部疼痛的主要原因。

肿瘤髓内手术时应注意保护脊髓组织和神经表面血管,以免损害脊髓和神经的血液供应,同时对脊髓进行拉伸和压迫。脊髓应尽量减少。术中神经生理学诊断是脊髓肿瘤手术的必要条件。运动诱导电位(MWP)能很好地反映皮质脊髓系统的功能状态,为手术的安全性提供保证,并在手术预后的评估中发挥作用。

3. 手术预后

髓内手术后瘫痪的发生率与早期运动功能有关。术前无脑梗死或仅轻度脑梗死的儿童术后并发症较轻,术后预后较差。几乎所有患有癌症的儿童在手术前都有运动功能障碍。由于术前神经状态与术后结果密切相关,儿童髓内肿瘤在出现神经功能缺损之前需要早期手术。短期脑功能损害在脊髓损伤的儿童中很常见,但在几周内可逐渐消失。术后 6 个月,约 60% 的患者大脑功能恢复正常,16% 的患者功能显著改善。术前有神经损伤的儿童在术后有轻微改善,提示早期诊断和治疗。

三、椎管内胚胎残余组织肿瘤

(一)概述

胎儿脊髓中的胚胎组织肿瘤占腹部癌症的 15%,是胚胎发育过程中胚胎残留细胞异位生长产生的。根据组织的不同,可分为表皮样囊肿、皮样囊肿、畸胎瘤、脂肪瘤和肠囊肿。

(二)表皮样囊肿、皮样囊肿和畸胎瘤

表皮样囊肿和皮样囊肿最常来自皮窦口,其发源的表皮外皮扩散到相应的神经外皮的某一段,并在脊髓通道结束,其末端扩张,上皮剥落,胆固醇晶体形成囊内凝乳团,形成表皮样囊肿。除了表皮和脱皮外,其内容物还包括真皮和皮肤附属物,如汗腺、皮脂腺和毛囊,这些毛囊代表皮肤囊肿。由于表皮通过鼻窦与脊髓通道通信,因此形成了感染的基础。这两种病变最常见于腰骶段,有时也见于胸段。皮样囊肿更常见于中线,而表皮囊肿更常见于两侧。表皮样囊肿和皮样囊肿很少孤立存在,但往往与其他先天性病变并存,如皮肤异常(脂肪团、皮质窦等)、双干脊或脑间裂纹、低位脊髓和栓系脊髓。畸胎瘤起源于早期胚胎阶段的多极性胚细胞,含有三个胚叶,是一种由源于三个胚叶的类似器官组织结构组成的肿瘤。外胚层为扁平上皮和神经组织,中胚层为骨、软组织、平滑肌、纤维化组织和脂肪组织,而内胚层为消化和呼吸上皮、黏液腺和其他各种腺体。

1. 病理

肿瘤大小不同,大多数肿瘤呈圆形或椭圆形,具有完整的囊状和扩张性生长。表皮样囊肿通常外观平滑,囊肿壁内层为角质平坦上皮,囊肿腔充满角化物,因此也被称为珍珠瘤和胆脂瘤。周围组织的粘连相对较轻,皮肤囊肿壁较厚,囊肿内层以皮肤组织为代表,除了表皮外,还有一层真皮。可见毛囊、皮脂腺和汗腺的结构,腔内充满灰黄色的豆荚,可能有毛发。皮肤囊肿的内容物喷出可引起无菌或感染性脑膜炎。反复重复时囊肿壁与周围神经组织形成不同程度的粘连。

畸胎瘤是一种由三个胚叶发育而成的器官组织结构肿瘤。边界很清晰,但通常与周围的织物紧密结合。肿瘤可能有坏死和感染。畸胎瘤分为成熟型、未成熟型和恶性型三

种亚型脊髓通道畸胎瘤在成熟型中较为常见。大多数肿瘤位于硬脑膜外，有些肿瘤位于硬脑膜外，可以覆盖并附着在整个马尾或脊髓上。肿瘤体可发生囊性转生，肿瘤组织的一定部分以上皮组分癌和间充质组织肉瘤的形式发生恶性转生。大多数不成熟的形式与先天性畸形有关，如脑膜间叶的瘤变。

2. 临床表现

临床表现为表皮样囊肿、皮样囊肿和椎管畸胎瘤无明显特异性，有其他椎管肿瘤常见的症状和体征，它的特点是：①常发生间歇性症状。②最常见的症状是疼痛，腰腿疼痛较大，而且疼痛往往是钝或剧烈的根痛，下肢弯曲伸直时疼痛可能加剧。③尿失禁或（和）便秘也更常见。④四肢运动障碍不明显。⑤合并毛皮窦临床史上多次反复渗出和感染，常可导致中枢神经系统感染的反复发作。⑥常因其他变形而复杂化，如斜视等。

3. 目视检查

常规脊柱 X 射线片可显示脊柱通道间隙的变化和隐性脊柱裂或脊柱弯曲变形，主要用于门诊筛查。脊柱 CT 和 MRI 对本病具有定位甚至定性诊断的作用，其中 MRI 是最好的诊断方法。

在对皮质和表皮囊肿的 MRI 检查中，椎管中有短或相等于 T_1 长度 T_2 的灶状阴影，信号相对均匀，脊髓经常被挤压和变形。加强扫描显示病变边界明显增强，有时囊肿通过窦道通过椎间空间与皮肤表面连接，皮下纤维与皮肤表面连接，皮肤上可见瘘管。畸胎瘤主要是脂肪成分等混合信号，脂肪抑制图像可以抑制，这是畸胎瘤 MRI 诊断的重要标志。

4. 诊断

(1) 儿童下背部中线皮肤异常，如包块的形成、色素沉淀、毛发增多等。其他进行性四肢肌肉无力，长期患有尿失禁或大便不畅。

(2) 下背部皮毛窦及长时间炎性分泌物。复发性中枢神经系统感染或脊髓根病症状。

(3) 病史长、肌肉萎缩或单肢关节畸形，或伴有脊柱畸形，逐渐出现脊髓或神经根压迫症状。

(4) 对于在外部 X 射线检查中发现的隐匿性脊柱裂患者，应考虑腹部癌的存在，MRI 是诊断的可靠依据。

5. 治疗

椎管内的表皮样囊肿、皮样囊肿和畸胎瘤一经诊断应手术切除。当腹内囊肿通过皮下窦与皮肤瘘合并时，感染往往反复发生，且长时间不愈合。应在手术前控制感染情况。由于硬脑膜下或脊髓皮质囊肿存在感染，应实现完全切除，以避免破裂后感染扩散。手术时应使用湿润的棉签保护周围组织，避免因内容物溢出和污染而导致术后脑脊膜炎的发生。手术中应在显微镜下尽可能彻底切除肿瘤壁，避免复发，并采用电生理控制，避免脊髓和神经损伤。当肿瘤合并感染时，手术中可多次用含有抗生素的生理溶液冲洗，以防止感染扩散。肿瘤囊肿壁为纤维状结缔组织，生长缓慢。如果肿瘤在手术过程中不能完全切除，可以使用局部或亚全身切除来缓解症状，如果肿瘤复发，可以再进行两次手术。

(三)脂肪瘤

1. 概述

腹内脂肪瘤常见于先天性脊柱裂患儿，也称为“脂肪瘤”，发病率约为0.25‰。腰骶管内的腹内脂肪瘤常与固定脊髓并存，导致儿童进行性神经缺损和括约肌功能障碍。手术的主要目的是防止神经功能障碍的进展性恶化，术前神经功能障碍难以明显改善。因此，目前建议患儿可在出生后2个月左右进行手术，以获得更好的治疗效果。

椎管内脂肪瘤常伴有神经管功能不全，在胚胎发育过程中，腰骶部异常生长的皮下纤维和脂肪组织通过缺损板穿过腰背筋膜，进入脊髓通道，在脊髓融合甚至浸润的地方，在某些情况下，脂肪瘤浸润取代了硬脑膜，失去了正常的解剖结构。根据脂肪瘤的定位可分为锥形脂肪瘤、丝状末端脂肪瘤(或丝状末端脂肪变性)、脊髓内脂肪瘤和硬膜外脂肪瘤，其中前两种较常见。

2. 临床表现

(1)皮肤异常：表现为皮下脂肪团无张力，由皮肤沿下背部中线和骶尾部突出，有时质量向一侧移动；在大多数情况下，皮肤外观正常，有时伴有毛发增生、血管瘤和皮肤窦、通路或色素沉着异常等。

(2)感觉和运动障碍：出生后逐渐出现进展性神经功能障碍，经常出现进展性虚弱或两腿跛行，伴有感觉减退。可结合单侧和双侧斜视变形和斜视变形。

(3)括约肌功能障碍：括约肌功能障碍随年龄逐渐增加，表现为尿失禁、顽固性便秘等。其他尤其是排尿功能障碍。

(4)脑积水：大约25%的儿童可能患有脑积水。

3. 影像学表现

应进行影像学检查，以确定泌尿排泄系统功能障碍、下背部、骶尾区形成和先天性皮肤异常的儿童的脊柱通道异常。临床上，脊柱X射线片或计算机断层扫描通常用于识别脊柱裂和脑膜炎等畸形，如果有异常，应进行MRI扫描。CT显示脂肪瘤的密度较低，MRI可提供三维图像，以澄清椎管内脂肪瘤的形态及其与脊髓的关系。典型的来自脂肪的信号是短T_1信号和短T_2信号，且增强后无增益脂肪抑制图像可证实诊断矢状MRI清楚显示下脑锥、固定脊髓和脊髓空洞。三维CT重建图像可以更清晰地显示其他椎体畸形，如半椎体、椎体拼接和固定脊髓的马刺型椎间缝(脊髓双干)等。

4.治疗

过去,腹部脂肪瘤外科治疗的目标是减少脂肪瘤体积、减少血管压迫和改善血管质量。有资料证实,脂肪瘤固定脊髓圆锥和终丝,使其在脊髓发育过程中无法正常攀升,导致脊髓拉伸过度,导致脊髓急性缺血和缺氧,进而导致神经变性。发展稳定脊髓液的主要方法和括约肌功能障碍及运动功能延迟的危险因素。腹部脂肪瘤的外科治疗原则是尽可能切除肿瘤并释放肿瘤以控制大脑功能。由于脂肪瘤与脊髓和神经系统密切相关,大多数肿瘤只能通过手术切除。由于脂肪瘤生长缓慢或不增加,并且通常,脂肪瘤移除和缓释达到改善和保护神经系统的目的,因此不建议移除更多脂肪瘤,以免对神经系统造成损害。术中电生理监测在积极的肿瘤切除和固定中发挥重要作用,避免脑损伤。

关于无症状腹内脂肪瘤的治疗,特别是无症状锥形脂肪瘤和终丝脂肪瘤(或终丝硬化症),存在争议,这些患者可能多年无症状。一些科学家赞成积极的预防性手术,但大多数人认为手术不能改变无症状肿瘤的自然结果,因此不建议无症状儿童进行手术。

(四)肠源性囊肿

肠源性囊肿是胚胎发育第三周脊髓管异位形成的囊肿,当肠外皮胃肠组织通过中胚层(检查)缝隙向后突出到原始神经外皮或胃内皮时。根森结节与神经外皮粘连或原始瘢痕,导致脊髓通道胃憩室形成。临床上,肠源性囊肿很少见,男性比女性更常见,可能与其他发育异常有关,如椎体异常、胃肠道憩室炎、肠道畸形、中枢或腹膜后囊肿等。

椎管内的肠源性囊肿在颈部和上胸部更为常见,在颈椎-髓鞘和腰-骶部的过渡区较少见,大多数位于脊髓腹侧。病理解剖检查发现囊肿壁由单层纤毛柱状上皮细胞组成,基底膜和结缔组织较低,囊肿为水状或胶状液体。根据囊肿的定位,临床症状可能表现为根部疼痛、四肢运动障碍、敏感障碍、括约肌功能障碍等。症状可能缓慢、逐渐或突然恶化。

肠源性囊肿发育不良,精神障碍患者应尽快接受手术,以保护脊髓。如果囊肿壁与脊髓和神经根紧密混合,应部分保留,剩余的囊肿壁应采用电凝治疗。囊肿切除后,儿童可在短时间内看到明显的手术。

第三节　脊髓血管畸形

一、脊髓动静脉畸形

(一)概述

脊髓动静脉畸形(SCAV),也称为脊髓动静脉血管病变(SCAVL),是指脊髓血管病变,动脉和静脉之间有2%～4%的短路。脊柱动静脉畸形可分为髓内动静脉畸形(AVM)和髓内周动静脉瘘(PMAF)。

脊髓髓鞘内动静脉畸形是指位于脊髓中由脊髓动脉供应的变形血管团。脊髓髓鞘内动静脉畸形与神经纤维瘤病、脊髓粘连综合征、Randu-Osler-Weber 综合征、Klippel-Trenone-Weber 综合征和 Parks-Weber 综合征有关。SCAVL 通常与神经纤维瘤和动脉瘤有关,20%～44%的病例可能与动脉瘤有关并导致出血。该病的发病率低于硬脑膜动静脉瘘,占脊柱血管疾病的36%～45%,是第二常见的脊柱血管疾病。男性患者比女性患者多,最常见的症状年龄在30～50岁。脊髓的 AVM 位于大约30%的脊髓颈部和大约70%的脊髓胸腰部,相当于整个脊髓中每个脊髓段的体积。圆锥 AVM 是一种特殊的脊柱 AVM。锥形 AVM 通常体积大,有多条动脉,通常与固定脊髓综合征有关。

硬膜内髓周围动静脉瘘最早在1977年由 Djindjia 等人先行描述。它直接从脊髓的前和(或)后动脉以及脊髓的前和后静脉报告。脊髓由一个或多个分支组成。脊髓的前后动脉分支都有血液供应,没有异常的血管质量。病变可以位于脊髓的任何部分,通常位于脊髓的胸腰部连接处。这种疾病通常在年轻患者中更为常见,并且没有明显的性别差异。

(二)病理与病理生理

脊柱动静脉畸形的发病机制主要包括五种:①窃血,SCAVL 产生一系列短的动静脉畸形,减少动静脉畸形的数量,导致疾病。②血管和外周血管的缩短直接导致高脊髓损伤、低脊髓损伤、脊髓停滞和血瘀。③高血压导致血管发育不良和变形,导致血管破裂和出血,血管压迫或痉挛的作用使血液流向上肢。④常规动脉或动脉中的动脉导致脊柱压迫的主要并发症。⑤少量 SCAVL 会导致血栓形成,导致周围脊髓血液中断或静脉回流中断。

1. 脊髓髓间质动静脉畸形的病理生理学

毛细血管床的动静脉连接是脊髓内动静脉畸形的特点。由于血压不好，血压直接送到动脉末端，导致心脏流向血管畸形，因此其血压低于正常血管，但高于正常血管。

根据变形血管形成的形态，可分为髓内球形动静脉畸形（GAM）和髓内幼年动静脉畸形（JAM）。球形 AVM 由脊髓动脉提供，变形的血管团位于脊髓的髓内或软脑膜中。它也被称为 AVM。这种类型的病变范围广泛，填充病变段的椎管，并与正常脊髓组织混合。畸形血管形成可有多条供血动脉和引流静脉。脊髓前动脉和后动脉在血管质量畸形和正常脊髓双供血的情况下均可参与。

2. 硬膜下动脉静脉瘘的病理生理学

Gueguen 和 Merland 等人将硬脑膜下周动脉静脉瘘分为 3 个亚型：Ⅰ型（小瘘），由 1 条细长的动脉充血，由 1 条静脉引流，略扩张的引流静脉和缓慢的血液流动；Ⅱ型（中瘘）供血 1 条或 2 条动脉，供血动脉明显扩张和卷曲，引流静脉也明显扩张，血液循环加快；快点出血引起的脊髓血流动力学变化是疾病的主要病理生理标志。由于动脉和静脉血短路，脊髓段血液被分流到低压瘘管中，导致脊髓缺血，脊髓血流减慢，引流静脉扩张可引起脊髓压迫症状。髓内出血是罕见的。

（三）临床表现

脊髓动静脉畸形的症状可能是急性或进展性的，大多数症状进展相对严重。出血是最常见的症状，与出血相关的死亡率可达 10%～20%，与成人患者相比，儿童出血作为一种症状的发生率较高，脊髓 AVM 反复出血的发生率高于脑 AVM。初次出血后，第一个月重复出血的发生率为 10%，第一年为 40%。如果没有出血症状，静脉充血也可能引起其他症状。SCAVL 的其他常见症状包括截瘫、敏感障碍、根痛以及膀胱和直肠括约肌功能障碍；其他罕见症状包括高流量 SCAVL 患儿的心力衰竭和反复出血、颅内压等患者的脑壳刺激、脑积水和高血压，使其指标非典型，妨碍早期诊断。少量肾上腺内血管畸形可能与其他血管畸形有关，如脑血管畸形、胸血管畸形、皮肤血管瘤和椎体血管瘤。锥形 AVM 可表现为骨髓病变或根病。

大多数肾上腺周围动静脉瘘表现为缓慢进展的锥体和马尾症状，有些开始于自发的蛛网膜下腔出血。

（四）辅助检查

1. 髓内动静脉畸形

（1）磁共振成像（MRI）：MRI 可以提供对脊髓病变和损伤的无创、直观、全面的了解。它是高度敏感的，几乎可以检测到脊髓的所有 AVM，以及无法检测到的隐性髓内运动。在血管造影中可以看到静脉畸形。脊髓 AVM MRI 的典型表现是：没有信号区（流动空洞)与点、团和重物混合,T_1悬浮图像具有高强度的脑脊液影像做对比,流动特点更加明显。较小的SCAVL,T_1WI是混合信号,T_2WI是高低信号交替(慢性血肿和水肿)。亚型出血在T_1悬浮图像上超强烈,病变附近脊髓增厚,T_2上的信号变化可能表明由于静脉血瘀导致脊髓水肿。T_1和T_2加权图像显示灶周围的低强度区域(对应于血色素沉着),以及与给养动脉和引流静脉相对应的多个血管空洞(轴向)和卷曲扩张血管结构(矢状和冠状)。在极少数患者中,由于缺乏临床医生熟悉的特定临床表现或典型MRI迹象,诊断往往会延迟。因此,临床进展性慢性脊髓功能障碍患者,MRI T_2WI图像信号高,但无低信号和血管血流阴影,也应进行脊髓血管DSA,避免SCAVL引起的脊髓静脉停滞。进而误诊成脊髓髓炎或髓间质瘤。

(2)磁共振血管造影(MRA):MRA利用不同的相位图像和三维重建图像可以更好地显示供血动脉、引流静脉、变形血管或瘘管。采用MRA作为本病的筛查试验,可提高检测灵敏度。此外,采用MRA进行术后观察和治疗效果评价具有简便无创的优点。

(3)脊髓数字减影血管造影(DSA):脊髓DSA是诊断脊髓ArM的金标准。有了它,您可以准确地看到病变基础上的供血动脉、引流静脉、动脉瘤和其他血管病变,这些是其他方法无法替代的。在疑似病变的病例中,应进行选择性完整的脊髓DSA,以避免由于脊髓血管漏诊(有时由于病变的远端供血)或影像学效果差而误诊,影响判断。缺点是它是侵入性的,不方便反复观察,并且不能显示脊髓参与;一些髓内AVM不能成像,变为隐匿性。

(4)脊髓脂质(水)血管造影和脊髓造影后CT检查:通过显示蚯蚓形状的充填缺陷,我们对脊髓AVM有初步了解,但阳性率低且罕见,目前应用不广泛。

2.硬脑膜下髓周动静脉瘘

硬脑膜下髓周动静脉瘘的辅助检查:①腰椎穿刺和脑脊液检查均正常。②X射线片显示椎管扩张。③骨髓造影显示血管阴影异常,可能出现梗阻或充填缺损,但脊髓直径正常。④在MRI图像中,病灶处可见大的流动阴影。⑤脊髓血管造影是诊断围髓动脉静脉瘘的金标准,对制定治疗方案具有重要意义。脊髓血管造影可以显示瘘管的位置、大小、滋养动脉、引流静脉和循环时间。

(五)诊断与鉴别诊断

1.脊髓AVM的诊断与鉴别诊断

(1)诊断:脊髓AVM的症状显示比较多样化,高流病灶表现为蛛网膜下腔出血和急性脊髓综合征,低流病灶表现为静脉高血压引起的骨髓病变综合征。在过去,辅助检查是骨髓造影,通常显示"蠕虫口袋标志"和脊髓增大。还可以进行CT骨髓造影,可以确定AVM位于髓内还是髓外,并检测病变引起的骨变化。目前脊髓MRI可以准确地显示病灶,但全脊髓血管造影仍然是诊断它的金标准,它可以提供关键证据,如血管结构进行治疗。

（2）脊髓 AVM 可与髓内腔性血管瘤和脊髓感染区分。①脊髓髓鞘内腔性血管瘤：当脊髓隐性 AVM 在没有血管血流阴影的 MRI 上显示环形低信号时，很容易误诊为脊髓髓鞘内腔性血管瘤。它可以通过脊髓 MRI 的数据来区分。如果 T_1WI、T_2WI 有轻微的不均匀高信号，则应首先怀疑隐藏的血管畸形。如果环状低信号阴影或轮状异常信号阴影病变明显，可考虑诊断脊髓髓鞘内空泡性血管瘤。②急性脊髓炎：当脊髓 AVM 患者突然出现急性脊髓功能障碍如出血时，或许会被误诊为急性脊髓炎。如果 MRI 上没有明显的血管阴影，而只有轻微的脊髓水肿，就会更容易判断为急性脊髓炎。在这些疾病中，经过标准的药物治疗，如果病情得到好转，MRI 显示脊髓水肿减轻，脊髓变薄，被认为是急性脊髓灰质炎；如果脊髓水肿没有改善，或者核磁共振显示椎管内有异常血管，那就算了。对于血管病变，如脊髓 AVM，脊髓血管造影是可能的明确诊断。

2. 髓周动静脉瘘的诊断与鉴别诊断

（1）诊断：本病可根据患者缓慢进展的锥体脊髓根和马尾病变的症状及体征来判断，辅以脊柱平面膜上的骨破坏和马尾表面血管扩张。该病可考虑核磁共振检查，但是最终的结果还是要取决于脊髓内血管造影。

（2）鉴别诊断：周围髓鞘动静脉瘘通常分化为脊髓内髓鞘瘤和脊髓 AVM。①脊髓内髓鞘瘤：当局部性或弥漫性包膜动静脉瘘患者出现进展性脊髓功能障碍时，MRI 显示局部性脊髓增生伴髓鞘内出血和水肿，除非血管流影明显，脊髓髓间质胶质瘤常被误诊。当病变有动脉瘤或静脉动脉瘤样扩张并有血栓形成导致脊髓压迫时，也可误诊为髓内脊髓肿瘤。鉴别的主要要点是脊髓 MRI 分析。如果怀疑脊髓水肿区血栓形成，或在 T_1WI 上发现低强度血管道阴影，以及在 T_1WI 增强图像上发现小点增强血管阴影，则应进行全尺寸血管阴影脊髓血管造影以确认诊断。②脊髓 AVM：脊髓周围动静脉瘘和脊髓 AVM 的 MRI 图像显示脊髓增厚和脊髓内外血管阴影。DSA 还显示多个供血动脉，多个瘘管和多个引流静脉。主要区别在于，给养动脉和脊髓静脉引流静脉之间存在不规则的血管质量，而给养动脉和围髓鞘动静脉瘘的引流静脉之间存在直接通信。

（六）治疗

1. 髓内动静脉畸形的治疗

各种类型的 SCAVL 需要更多的方法和治疗。治疗方法包括手术和栓塞。SCAVL 可直接破坏或破坏脊髓，或因脊髓静脉高压、异常血流、血栓形成、动脉出血和异常血管体积压缩等因素导致脊髓缺血性软化，这会导致严重的脊髓损伤。所以及时准确的处理非常重要。

在文献中，SCAVL 区分球形和幼稚类型。一般认为，球形 AVM 适合手术治疗，如果给养动脉薄而卷曲或隐藏 AVM，如果给养动脉厚而直，可以使用栓塞来避免这种情况。手术性脊髓损伤组织损伤以及病变栓塞。少年 AVM 是最不常见的类型，有广泛的病变和多个大动脉供血,手术和栓塞的效果并不理想。Spetsler 提出了手术和干预的结合,其方法是对小供血动脉进行多次栓塞,然后用不可拆卸的钢瓶暂时封锁前脊髓动脉,并手术切除形成物,为这种疾病的治疗提供了宝贵经验。已有专家表明,只要病灶有限,集中在 MR 和 DSA 上,就可以进行手术。如果畸形发生在背侧或背外侧,血液供应主要来自后脊髓动脉,则手术可以直接进行,如果畸形发生在腹侧,血液供应主要来自脊髓腹侧,特别是病变的另一侧。它可以首先执行。栓塞是对优势营养动脉,特别是从腹侧或对侧排出的营养动脉进行栓塞,然后进行手术治疗以降低手术风险。手术前应仔细检查 MRI 和 DSA,以清楚了解发育缺陷病灶的纵横位置、所有供血动脉进入发育缺陷病灶的来源、方向和凹陷,以及引流静脉,特别是其定位。显性引流静脉近端畸形,制订正确的手术计划和步骤。

手术治疗可以直接切除或关闭病变。效果准确持久,不受供血动脉流向影响,可通过体积病变解除脊髓压迫。缺点是外伤比较大,周围的脊髓组织可能在手术中受损或异常血管破裂出血,有时很难确定营养动脉或瘘管。为了克服这些难题,一些科学家开发了脊髓术中血管造影、术中暂时血管内供血动脉闭塞、术中监测感觉诱导电位等技术,这些技术有助于识别病变、保护正常脊髓组织和止血。

(1)手术治疗:标准层压切开术通常用于暴露病灶上方和下方至少一段椎体,并从脊髓后中沟进入。在手术过程中,先切开蛛网膜以确定畸形的确切位置,并根据畸形周围的血管是供给动脉还是引流静脉的位置、颜色、厚度、形状、壁厚和血管张力进行判断。通常,静脉呈淡红色、直径较小、直通、壁厚、应力和脉动较大为供给动脉,而深红色、蜿蜒行程和壁薄较多为引流静脉。然后,根据 DSA 提供的信息,在变形附近的位置搜索和交叉主要供血动脉。变形血管张力减小后,在收缩过程中应用低功率双极凝固法分离变形血管,最后切断引流静脉去除变形病灶。当切除隐藏的 SCAVL 时,建议将脊髓切开在病变的最表面部分,进入血肿腔,在形成不规则的血管外围分离并取出,或者,如切除脊髓内髓肿瘤,将其切成血肿胶囊,将发育缺陷的病灶与继发性肿瘤分开,割伤一个小血肿。由于这些 AVM 没有明显的营养动脉,它们通常不会在切除过程中引起大量出血。

近年来,在手术中多次应用超声多普勒技术检测血管杂音的定位、高度和声势,研究异常或瘘管,确定供血动脉,评估异常切除程度或手术中瘘管闭合。

在手术过程中,除了掌握上述手术方法外,还要注意这几个方面:①在切断大多数营养动脉之前,不要对引流静脉进行电凝固,以避免畸形病灶不受控制的出血。并妨碍手术的正常运作。②脊髓血管畸形的供血动脉与脑血管畸形相同。末端动脉和侧支的供血有两种类型。前者的血液供应动脉可以被切断,因为它们只供应畸形的温床,而不是脊髓;后者提供血液的主动脉(即成像时提供血液的动脉)不能被切断,因为只有较小的动脉(即真正供应血液的动脉)供应它,如果这些动脉干受损,会影响脊髓的正常血液供应,引起脊髓功能障碍。③需要将畸形从髓外向髓内方向分离和清除。只有当畸形与脊髓组织的界限非常明确时，变形分离和切除可连续进行；如果很难分离理想的界面，则不建议彻底强制手术切除，以免损害脊髓功能组织。至于隐藏的 SCAVL，它应该通过脊髓横向切片病变的定位来确定。当病灶位于脊髓后外侧表面附近时，应使用后中路切除病灶；当病灶位于脊髓腹表面时，应采用病灶前侧通路进行切除；当病灶位于脊髓中心或脊髓腹表面，但无明显临床症状时，需要暂时观察。如果能在早期实现解剖学剥离，则有望获得较好的长期效果。如果完全位于脊髓腹侧，血液供应丰富，难以手术切除，以及先前手术未消除的残余畸形，必要时可进行栓塞治疗或放射手术。

(2)介入治疗：血管内栓塞始于 1972 年，由 Djindjia 首次应用。随着导管逐渐变细变软，栓塞材料的改进，已开始广泛应用。缺点：①当 SCAVL 的滋养动脉细长弯曲时，导管难以达到病变，难以栓塞。②血流栓塞有宫外栓塞的风险。③对病变血管进行介入栓塞，即使局部栓塞，也能有效缓解症状，但由于复发频繁，需要定期检查骨髓造影。早期栓塞材料主要采用硬脑膜段和微球等固体栓塞，目前液体栓塞剂(ONYX、GLUBRAN)直接注入病灶，效果显著。在栓塞过程中，微导管尽可能靠近受影响的病灶进行栓塞。介入栓塞也可用于外科手术。主供血动脉术前栓塞对手术治疗有用，特别是在有多个供血动脉如锥形 AVM 的病变中。

介入栓塞的适应证为：有粗供动脉的 SCAVL 和微导管可到达病灶或瘘管的前端；反之，如果微导管不能注入病灶或瘘管，栓塞是不合适的。为了防止异位栓塞的发生，有学者建议在治疗栓塞时要注意以下几点：①选择安全的栓塞途径。②如果使用固体栓子，栓子直径不得小于 100 μm。由于脊髓动脉经常分泌直径小于 100 μm 的联合沟，因此在血管造影过程中无法对这些动脉进行成像，使用小于 100 μm 的栓子有时会导致这些动脉栓塞。③栓塞应分阶段进行，不应试图一次堵塞所有异常形成的血管，因为栓塞往往伴有继发性血栓形成，应为其留出空间。④监测栓塞过程中脊髓功能，如脊髓敏感性、运动诱导电位等。其他对预防并发症的发生具有重要意义。目前，大多数 SCAVL 患者可以通过合理选择栓塞疗法得到改善或治愈。

2. 髓周动静脉瘘(PMAVF)的治疗

(1)手术治疗：Ⅰ型 PMAVF 有细长的供血动脉，因此手术治疗是适宜的，栓塞是禁忌的。对前脊髓动脉充血的小瘘管通常考虑手术切除，因为前脊髓动脉微导管很难建立，电凝固可用于瘘管闭塞。当术中 PMAVF 瘘管难以鉴别时，可采用超声多普勒法发现瘘管，术中评估瘘管闭塞是否满意。Ⅱ型瘘管有 1 或 2 条供血动脉，手术切除瘘管更安全。使用栓塞时容易引起前后脊髓动脉栓塞，故应谨慎使用。对于蜿蜒的给养动脉，导管不能到达瘘管，尤其瘘管位于脊髓的背面和两侧，很容易通过手术裸露，可以采用手术治疗。

(2)介入治疗：这是 PMAVF Ⅲ型治疗的第一选择。栓塞适用于为短、直、大的供血动脉提供脊髓前后动脉血液的病变，导管可以畅通无阻地到达瘘管，特别是瘘管位于脊髓腹侧时。栓塞治疗是大多发性瘘管、多发大供血动脉、流量高、手术通路难、易出血的首选。栓子可以用气瓶、螺旋或液体栓塞剂治疗。螺旋和液体栓塞剂有效、安全可靠,必要时可配合手术。

(七)预后与展望

未经处理的膜内 AVM 的自然流动不得而知。由于骨髓病变和继发出血的进展,症状逐渐恶化,31%~71%的患者在多年随访中表现出这种情况。与弥漫性动静脉畸形相比,动静脉畸形的手术效果更好。术后神经症状改善的发生率为40%~87%,症状不变的发生率为10%~53%,恶化的发生率与术前相比约为3%~7%。功能良好的指标约为86%,约三分之二的患者仍然患有慢性钝性疼痛综合征。介入治疗中总闭塞发生率为24%~53%,短期和长期并发症发生率为10.6%~14%,约20%的患者术后症状恶化。患者术后神经功能的恢复主要取决于术前功能障碍的持续时间和程度。无论手术还是介入治疗,如果及时治疗,许多患者都可能出现明显的症状改善或术后恢复;然而,如果延迟治疗,患者可能会在2~3年内出现严重的不可逆转的功能障碍,预后非常差。

二、硬脊膜动静脉瘘

(一)病因

硬脊膜动静脉瘘(SDAVF)是一种可治愈的脊髓血管畸形,其中一条或多条供应硬脑膜或神经根的动脉穿过椎间孔的硬脑膜并与脊髓引流静脉(根静脉)相连。它是一种常见的脊柱血管畸形,约占脊柱动静脉畸形的70%。1926年,Foix 和 Alajouanine 首次报告了由这种疾病引起的脊髓损伤的晚期病理形式,称为 Foix-Alajouanine 综合征。他们认为它是“亚急性坏死性脊髓灰质炎”,其血管病理基础直到50年后才被 Kendall 和 Logue 发现。它是指椎间孔水平硬脑膜内微小的动脉静脉瘘(约140 μm)引起的一系列异常变化。从发病到确诊的平均时间为15个月。患者看病时往往会出现不同程度的功能障碍,从而延误了最佳治疗时机,因此早期诊断和早期治疗非常重要。

(二)流行病学特点

SDAVF 是最常见的脊柱血管疾病,占65%~80%,多见于男性,病灶多见于脊髓胸腰部。

SDAVF 占脊髓 AVM 的55%~80%。它在男性中更常见。男女发病比例为7∶1,发生在40岁以上。症状出现的平均时间是60岁。而范围在28~83岁,其中中老年男性更为常见。T_7、T_8和T_9是最常见的病变部位,85%的病变在T_6以下。

（三）病理与病理生理

大多数 AVM 可以通过血管造影通过给药动脉、血管形成或瘘管和引流静脉清楚地识别。然而，SDAVF 有时太小，血管造影无法清晰显示其血管。McCucheor 硬脑膜血管畸形在 $T_6 \sim T_{12}$ 范围内完全受损，包括附近的硬脑膜、神经根和硬膜套管等。其他探讨了显微解剖学，即用稀释的硫酸钡套管注射到硬脑膜动脉和硬脑膜动脉相关病变同时进行脊髓静脉和系列高清 X 射线片检查，发现肋间动脉和腰椎动脉的几个中小型动脉分支汇合到病灶（瘘管）。这些供血动脉首先在硬脑膜内分裂成 2 ~ 3 个分支，然后分支的小血管吻合术 1 ~ 3 次，扭成脐带动脉回路，最后直接与脊髓静脉连接。通过或不通过毛细血管。研究结果通过显微解剖学证明，硬膜血管畸形实际上是一种动静脉瘘，由多条动脉充血，单条静脉引流，这也可以解释 SDAVF 栓塞后重组的可能性。简单地说，病灶（瘘管）主要定位于神经根附近的硬脑膜上，由肋间动脉或腰椎动脉的硬脑膜分支供血，引流静脉为脊髓表面静脉。安森和斯佩特勒认为，这种类型分为两个亚型：Ⅰa 为单动脉供血，Ⅰb 为多动脉供血。

SDAVF 的病因尚不清楚，但据信是由许多因素引起的，国外文献也认为其原因是脊髓漏洞，创伤和手术。在腰骶动脉和静脉之间建立低速、低流、高压瘘管，流入蛛网膜下腔的静脉系统。由于引流静脉与脊髓冠状动脉丛相连，压力可以传递到冠状动脉丛，降低了静脉压梯度，导致髓内血管扩张和组织压升高。这种血管内压力的变化传递到邻近的脊髓小脓肿，逐渐增加脊髓水肿，甚至引起脊髓脱髓鞘或坏死。大多数患者的脊柱水肿是慢性的，严重坏死或急性发作是罕见的。蛛网膜下腔出血发生在大约 1% 的 SDAVF 患者中，诊断前的时间相对较短。脊柱上部硬脑膜动静脉分流术，特别是颅颈过渡，可引起蛛网膜下腔出血。因此，在蛛网膜下腔出血和阴性脑血管造影患者中，必须考虑长颈过渡中 SDAVF 的存在。目前，大多数科学家认为脊髓静脉高压是 SDAVF 的主要病理生理机制。

（四）临床表现

SDAVF 在中老年男性中更为常见，表现为感觉、运动和括约肌脊髓功能障碍，自下而上进展缓慢。一般症状逐渐恶化，通常与步态、运动系统和感觉症状有关。患者可能有症状，随着运动（神经源性跛行）或位置的变化而恶化。如果不治疗，完全截瘫可能在 1 ~ 4 年内发展。在早期阶段，它通常被认为是多发性根病或前角运动神经元疾病，到诊断时，患者往往完全失去了随意运动的能力。

（五）辅助检查

诊断本病的最佳方法是选择性脊髓血管造影，明确显示病灶处血管异常和蛛网膜下腔血管扩张和卷曲。脊髓血管造影是诊断瘘管位置、识别营养动脉和评估静脉流出的标准。由于临床体征水平是脊髓水肿的反应,因此可能完全不符合瘘管的定位。为了检测瘘管,需要对供应硬脑膜的所有动脉进行成像。80%~90%的SDAVF分布在胸下部和腰椎上部脊髓。在大多数情况下,可以通过向肋间动脉和腰椎动脉注射造影剂来发现瘘管。在脊髓颈部肿胀的定位中,应通过将导管放置在主动脉弓(锁骨、脊柱动脉、肋颈干、甲状腺干和颈外动脉)上寻找颈瘘的来源。

其次,MRI检查也是SDAVF的重要筛查方法之一,MRI T_2图像和增强后T_1图像显示受影响脊髓中的超强度和明显的脊髓水肿表现。MRI可以作为一种筛查方法,它可以提供许多诊断信息,如长脑周围是否有扩张的血管,脊髓停滞和肿胀,淋巴循环紊乱。现代高球MRI的发展使得区分充血扩张冠状动脉静脉和正常扩张蛛网膜下腔冠状动脉静脉丛变得更容易。正常静脉表面光滑,屈曲很少,而停滞的冠状静脉表面粗糙,有结节和较扭曲的血管。据介绍,约90%的MRI T_2悬浮图像显示蛛网膜下腔血管血流空洞,增强后出现扩张和蜿蜒的静脉。计算机断层造影血管造影(CTA)技术在确定瘘管节段方面很有前途。

(六)诊断与鉴别诊断

1.诊断

根据患者的临床病史和脊髓手术适应证,结合脊髓MRI和脊髓血管造影,可确诊本病。特别是,感觉运动两侧有精神障碍的中年男性应该接受脊柱MRI和脊柱血管造影检查。脊髓血管造影是检测SDAVF的金标准,通常先进行胸段脊髓血管诊断,然后进行骶骨检查。如果没有发现病变,应进行全脑血管造影。

2.鉴别诊断

SDAVF通常分为脊髓AVM和脊髓周围动静脉瘘(PMAVF)、脊髓水肿和椎间盘突出症。

(1)脊髓AVM和脊髓周围动静脉瘘(PMAVF)。由于SDAVF和脊髓AVM的临床表现相似,MRI表现为血管血流图像,因此可能会出现误诊。SDAVF可能不会因为脊髓水肿而增厚或轻微增厚。脊髓周围血管血流的阴影,DSA显示硬脑膜支脉与脊静脉之间的直接通讯,通常只有一个。动脉瘤类似静脉的动脉瘤扩张是罕见的,因此它不同于脊髓AVM和脊髓动静脉瘘。

(2)脊髓积水病变:SDAVF患者有慢性进展性脊髓功能障碍,在MRI上无明显血管血流阴影的脊髓中央腔存在时,可误诊为水髓炎。两者的鉴定如下:在水髓病变中,常有阿莫尔德-基亚里畸形,脊髓中央的空腔大而明显。大多数SDAVF患者无Arnold-Chiari畸形,脊髓中央腔呈细管状,椎管内常可见细小的点状血管阴影,可识别。

(3)椎间盘突出:当SDAVF患者出现上下肢麻木、疼痛和无力,X射线检查显示退行性变化,如血管流沿患者脊柱流动时椎间空间狭窄。脐带不明显,常被误认为是椎间盘。

这两种状态的识别如下:椎间盘突出通常周期性发生,有明显的外伤诱发,剧烈疼痛,放射,定位准确,但运动障碍小。SDAVF 基本进展,无明显刺激,脊髓功能障碍逐渐加重。MRI 显示脊髓水肿,有时可见血管空洞的阴影,此时可以进行额外的脊髓血管造影以确认诊断。

(七)治疗

手术和介入治疗可有效治愈该病。手术治疗的效果更明显,但损伤更严重,栓塞治疗的损伤更小,这两个方法既有优点也有缺点。

1. 手术治疗

手术应该是治疗的首选。手术目的和成功的关键是瘘管的精确定位和闭合,以及瘘管近端引流静脉的交叉或闭合,但引流静脉不应被广泛切除,否则会加重脊髓功能障碍,因为引流静脉也参与脊髓的血液流动。大多数瘘管位于脊髓神经后根硬膜袖口的上下两侧或背侧,因此手术性瘘管闭塞简单可靠。供血动脉排泄部位和瘘管部位远离充血性骨髓病变区,瘘管闭塞应根据 DSA 提供的信息进行,即瘘管部位。具体操作如下:术中暴露两段板,病灶处神经根完全显露,硬脑膜沿中线开裂,两侧分流,硬脑膜上根静脉分流。完全裸露并被电凝固阻断。结论手术成功的术内标志是:肿胀的引流静脉塌陷、深红色、病变区血管噪声消失,超声多普勒成像显示。由于各种原因病情迅速恶化的患者,以及全身软瘫的患者,也应积极准备和实施紧急手术干预,这往往会产生良好的效果。术后病情未见好转的患者大多为术前较严重的慢性进展性神经功能障碍患者,这可能与长期充血性骨髓病变引起的不可逆转的脊髓退化有关。这也说明 SDAVF 的早期诊断和治疗尤为重要。那些有手术禁忌症的人可以尝试介入治疗。

2. 介入治疗

对于这种疾病的治疗有不同的看法,有些人认为 SDAVF 可能是介入治疗的首选,只有当栓子(Onyx 等)不能扩散到近端引流静脉时,才可考虑进行手术。在介入治疗过程中,必须栓塞瘘管并保持引流静脉开放。栓塞剂通常为 GLUBRAN 和 Onyx 明胶,在栓塞进程中,栓塞只能在栓塞材料到达引流静脉近端时最有效果,若距离较远则有有复发的可能。这种疾病栓塞的不利因素包括:严重的动脉粥样硬化病变,动脉太薄,病变的供血灶和难以安装导管,同时供血动脉供应正常脊髓血管。干预治疗不仅适用于不适合手术治疗的患者,还可以作为有效缓解静脉停滞症状和为下一次手术干预做好准备的临时措施。

(八)预后

这种疾病的预后取决于入院时的神经缺损程度。通过对本病病理解剖学和病理生理学的进一步了解,以及 MRI 和 DSA 技术的发展,大大提高了诊断和治疗水平。此外，这些患者更容易通过 MRI、对比增强 MRI 和 CTA 进行检查。但是，此类疾病进程缓慢，症状不明显，治疗时脊髓损伤已经很严重，因此目前的治疗效果往往很不理想，如何提高患者术后功能有待进一步研究。

第五章
典型病例分析

病例一　脑出血个人史合并气管切开

姓名:顾某。性别:男。年龄:72 岁。

主诉:右侧肢体活动障碍 20 d。

现病史:患者 20 d 前因脑出血在通大附院行颅内血肿清除+去骨瓣减压术,术后气管切开辅助呼吸,营养神经、护脑,控制血压等对症治疗。现患者仍神志不清,右侧肢体活动障碍,为进一步治疗收住我科,病程中患者气管切开套管在位,接人工鼻给氧 2 L/min,气囊压力为 25 cmH_2O,时有咳嗽咳痰,不能自行咳出,吸引器床边备用,适时予吸痰,吸出Ⅱ度黄白黏痰,定时声门下吸引。无畏寒发热,无肢体抽搐,胃管留置,睡眠可,尿管留置,大便不能自控,近期体重无明显下降。既往史:既往有高血压病史,无药物及食物过敏史。

个人史:出生于原籍,否认疫水接触史,无工业毒物粉尘放射性物质长期接触史。无烟酒不良嗜好。否认性病冶游史。

家族史:家庭成员身体健康,无类似病史,家族中无结核、肝炎、性病等传染性疾病,无糖尿病、血友病等家族遗传性疾病。

体格检查

T 37 ℃,P 89 次/min,R 16 次/min,BP 148/82 mmHg。

一般情况:发育正常,营养一般。

皮肤黏膜:全身皮肤黏膜无黄染及出血点,无肝掌及蜘蛛痣。

淋巴结:全身浅表淋巴结未触及肿大。

头面部:头颅无畸形,头部见一长约 10 cm 手术伤口,切开愈合可。眼结膜无充血，巩膜无黄染，瞳孔等大等圆，对光反射迟顿。外耳道无异常分泌物。无鼻扇，无发绀。

颈部：气管切开套管在位，扁桃体无肿大。颈软，无抵抗，甲状腺未触及肿大，气管居中。

胸部：双侧胸廓无畸形。双侧呼吸动度一致，双肺叩诊呈清音，听诊呼吸音粗，闻及干湿性罗音。心前区无隆起，未触及震颤，心界不大，心率 89 次/min，律齐，各瓣膜听诊区未闻及病理性杂音。未及枪击音及水冲脉。

腹部：腹平，无腹壁静脉曲张，未见肠型、蠕动波。腹软，全腹无压痛及反跳痛，无肌卫，未及异常包块，肝、脾肋下未及，墨菲征阴性。全腹叩诊呈鼓音，肝、肾区无叩击痛，移动性浊音阴性，肠鸣音约 3 次/min。

二阴及排泄物：外生殖器未检及异常。直肠及肛门未检及异常。

脊柱：脊柱生理弯曲存在，无叩击痛，活动度可。

专科检查

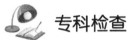

神志不清，刺痛不能睁眼，刺痛后肢体屈曲，双侧瞳孔等大等圆，直径 2 mm，对光反射迟钝，四肢肌力查体不配，肌张力增高，生理反射减弱，病理反射未引出。Holden 步行功能评定 0 级，日常生活能力评定（改良 Barthel 指数）0 分。Braden 评分为 10 分，Morse 评分为 40 分，NRS2002 评分为 6 分，NRS 评分为 0 分。

辅助检查

头颅 CT（2019-06-08，通大附院）：左侧基底节及放射冠区血肿破入脑室系统；右侧基底节区缺血灶。

头颅+胸部 CT（2019-06-19，通大附院）：左侧颅脑术后，左侧基底节及放射冠区血肿较前基本吸收，左顶叶小片血肿，左额颞顶部头皮下血肿；右侧基底节区缺血灶。慢性支气管炎伴肺气肿，两肺散在肺大泡，右上肺支扩伴感染，两肺散在纤维化灶，两侧胸腔积液伴两下肺节段性膨胀不全。

血常规（2019-06-28）：血小板 203.0×10^9/L，白细胞 7.6×10^9/L，中性粒细胞百分比 86.3%，红细胞 3.36×10^{12}/L，血红蛋白 106 g/L，淋巴细胞百分比 7.2%。尿液沉渣及化学分析（2019-06-28）：隐血（+），红细胞 57 个/μL，结晶 16.00 个/μL。血糖（静脉血）+肝功能全套+肾功能+血脂分析+心酶谱+电解质（2019-06-28）：钾离子 3.19 mmol/L，钠离子 136.9 mmol/L，氯离子 98.3 mmol/L，肌酐 37.0 μmol/L，甘油三酯 0.59 mmol/L，高密度脂蛋白胆固醇 1.00 mmol/L，谷丙转氨酶 14 U/L，谷草转氨酶 17 U/L，白蛋白 32.6 g/L，葡萄糖 8.330 mmol/L，尿素氮 4.03 mmol/L。凝血全套（2019-06-28）：部分活

化凝血酶原时间 32.3 s，凝血酶原时间 13.6 s、DD 二聚体 1280 μg/L。降钙素原检测(2019-06-28)：降钙素原 0.133 ng/mL。

血常规(2019-07-11)：血小板 101.0×10^9/L，白细胞 4.3×10^9/L，中性粒细胞百分比 66.2%，红细胞 3.50×10^{12}/L，血红蛋白 116 g/L。肝功能全套+肾功能+电解质(2019-07-11)：钾离子 3.84 mmol/L，钠离子 142.3 mmol/L，氯离子 103.7 mmol/L，肌酐 37.0 μmol/L，谷丙转氨酶 11 U/L，谷草转氨酶 19 U/L，白蛋白 35.9 g/L，尿素氮 3.22 mmol/L。

初步诊断

1. 脑出血个人史。
2. 高血压 3 级。
3. 肺部感染。
4. 慢性支气管炎伴肺气肿。

病例特点

1. 病史

患者 20 d 前无明显诱因下出现右侧肢体活动障碍，言语含糊，吐字不清，后出院意识障碍，家人立即送至通大附院，查头颅 CT 提示左侧基底节及放射冠区血肿破入脑室系统；右侧基底节区缺血灶。排除手术禁忌，于当日全麻下行颅内血肿清除术+去骨瓣减压术，手术顺利，术后气管切开辅助呼吸，营养神经、护脑，控制血压等对症治疗。现患者仍神志不清，右侧肢体活动障碍，为进一步治疗，拟"脑出血"收住我科，病程中患者气管切开套管在位，无畏寒发热，无肢体抽搐，胃管留置，睡眠一般，尿管留置，大便不能自控，近期体重无明显下降。

2. 查体

神志不清，刺痛不能睁眼，刺痛后肢体屈曲，双侧瞳孔等大等圆，直径 2 mm，对光反射迟钝，四肢肌力查体不配，肌张力增高，生理反射减弱，病理反射未引出。Holden 步行功能评定 0 级，日常生活能力评定(改良 Barthel 指数)0 分。

3. 实验室及器械检查

头颅+胸部 CT(2019-06-19，通大附院)示左侧颅脑术后，左侧基底节及放射冠区血肿较前基本吸收，左顶叶小片血肿，左额颞顶部头皮下血肿；右侧基底节区缺血灶。慢性支气管炎伴肺气肿，两肺散在肺大泡，右上肺支气管扩张伴感染，两肺散在纤维化灶，两侧胸腔积液伴两下肺节段性膨胀不全。

拟诊讨论

1. 拟诊依据

(1)患者因右侧肢体活动障碍20 d入院。

(2)查体:神志不清,刺痛不能睁眼,刺痛后肢体屈曲,双侧瞳孔等大等圆,直径2 mm,对光反射迟钝,四肢肌力查体不配,肌张力增高,生理反射减弱,病理反射未引出。

(3)辅检头颅+胸部CT(2019-06-19,通大附院)示左侧颅脑术后,左侧基底节及放射冠区血肿较前基本吸收,左顶叶小片血肿,左额颞顶部头皮下血肿;右侧基底节区缺血灶。慢性支气管炎伴肺气肿,两肺散在肺大泡,右上肺支气管扩张伴感染,两肺散在纤维化灶,两侧胸腔积液伴两下肺节段性膨胀不全。

2. 鉴别诊断

(1)脑栓塞:亦在活动中急性起病,病情进展快,亦头痛、恶心、呕吐等颅内压升高表现和意识障碍,但出现相对晚,影像学检查可以发现低密度影。

(2)脑血栓形成:中老年高血压及动脉硬化患者,静息状态下或睡眠中急性起病,局灶性脑损害的症状和体征,进行性加重,头痛、恶心、呕吐等颅内压升高表现和意识障碍较轻,根据极迅速的起病过程和栓子来源可提供脑栓塞的诊断证据。

(3)颅内占位病变:颅内肿瘤、硬膜下血肿和脑脓肿可呈卒中样发病,出现偏瘫等局灶性体征,但基底节病变相对少见,CT或MRI检查有助确诊。

诊疗计划

1. 一级护理,鼻饲流质饮食,病危,心电监护,吸氧,吸痰,气垫床。

2. 患者近期住院已完善相关辅检,予复查血生化等检查。

3. 监控血压(厄贝沙坦氢氯噻嗪、氨氯地平)、定时翻身拍背,止咳化痰(氨溴索、金荞麦)、抗感染(头孢克肟)、清热解毒(血必净)、促进胃肠动力(莫沙比利)、通便(乳果糖、双歧杆菌)、护胃(雷贝拉唑)、营养神经(单唾)、预防癫痫(丙戊酸钠)等对症支持治疗。

4. 结合低频、吞咽、Motomed训练、气压综合康复治疗。

5. 患者VTE评分7分(高危),予以行气压治疗、弹力袜预防深静脉血栓形成。

6. 告知家属患者病危,病程中相关风险、并发症、治疗方案患者相关病情告知患方,患方表示理解告知家属留陪,加强护理,配合康复训练。

7. 继观患者病情变化。

查房记录

查房记录1:入院第2天,主治医师查房,患者昏睡,刺痛不能睁眼,刺痛后肢体屈曲,气管切开套管在位,人工鼻给氧2 L/min,心电监护示:心率85次/min,血压145/85 mmHg,血氧饱和度95%,无畏寒发热,无肢体抽搐,胃管留置,尿管留置,大便不能自控。查体:神志不清,刺痛不能睁眼,刺痛后肢体屈曲,双侧瞳孔等大等圆,直径2 mm,对光反射迟钝,四肢肌力查体不配,肌张力增高,生理反射减弱,病理反射未引出。Holden步行功能评定0级,日常生活能力评定(改良Barthel指数)0分。

▶主治医师查房意见:

1. 同意上述初步诊断。

2. 患者目前气管切开套管在位,肺部感染可能加重,注意抗感染,吸痰,定时翻身拍背。今改头孢哌酮舒巴坦钠静脉滴注抗感染,余治疗同前。

查房记录2:患者入院第3天,主任医师查房,患者昏睡,刺痛不能睁眼,刺痛后肢体屈曲,气管切开套管在位,人工鼻给氧2 L/min,心电监护示:心率94次/min,血压130/86 mmHg,血氧饱和度100%,无畏寒发热,无肢体抽搐,胃管留置,尿管留置,大便不能自控。查体:神志不清,刺痛不能睁眼,刺痛后肢体屈曲,双侧瞳孔等大等圆,直径2 mm,对光反射迟钝,四肢肌力查体不配,肌张力增高,生理反射减弱,病理反射未引出。Holden步行功能评定0级,日常生活能力评定(改良Barthel指数)0分。血常规(2019-06-28):血小板203.0×10^9/L,白细胞7.6×10^9/L,中性粒细胞百分比86.3%,红细胞3.36×10^{12}/L,血红蛋白106 g/L,淋巴细胞7.2%。尿液沉渣及化学分析(2019-06-28):隐血(+),红细胞57个/μL,结晶16.00个/μL。血糖(静脉血)+肝功能全套+肾功能+血脂分析+心酶谱+电解质(2019-06-28):钾离子3.19 mmol/L,钠离子136.9 mmol/L,氯离子98.3 mmol/L,肌酐37.0 μmol/L,甘油三酯0.59 mmol/L,高密度脂蛋白胆固醇1.00 mmol/L,谷丙转氨酶14 U/L,谷草转氨酶17 U/L,白蛋白32.6 g/L,葡萄糖8.330 mmol/L,尿素氮4.03 mmol/L。凝血全套(2019-06-28):部分活化凝血酶原时间32.3 s,凝血酶原时间13.6 s,DD二聚体1280 μg/L。降钙素原检测(2019-06-28):降钙素原0.133 ng/mL。

▶主任医师查房意见:

1. 同意上述诊断。

2. 患者血钾低,目前已予补钾治疗,注意复查电解质。

3. 继续予以气垫床、监控血压、定时翻身拍背,止咳化痰、抗感染、清热解毒、促进胃肠动力、通便、护胃、营养神经、预防癫痫等对症支持治疗结合低频、吞咽、Motomed训练、气压综合康复治疗。

4. 病程中需警惕脑卒中再发加重，肺部感染，注意良肢体摆放，定时翻身拍背，预防压疮等，继观患者病情变化。

查房记录3：入院第4天，患者昏睡，刺痛不能睁眼，刺痛后肢体屈曲，气管切开套管在位，人工鼻给氧2 L/min，心电监护示：心率80次/min，血压148/73 mmHg，血氧饱和度100%，无畏寒发热，无肢体抽搐，胃管留置，尿管留置，大便不能自控。查体：神志不清，刺痛不能睁眼，刺痛后肢体屈曲，双侧瞳孔等大等圆，直径2 mm，对光反射迟钝，四肢肌力查体不配，肌张力增高，生理反射减弱，病理反射未引出。细菌培养、鉴定及药敏检查：鲍曼不动杆菌+++。予接触隔离，予加脾多肽扶正补气，加鼠神经营养神经，余治疗同前。嘱患者家属定时翻身拍背，继观。

查房记录4：入院第7天，患者神志渐清，呼之可应答，可遵嘱抬高左侧肢体，气管切开套管在位，人工鼻给氧2 L/min，心电监护示心率88次/min，血压142/79 mmHg，血氧饱和度100%，无畏寒发热，无肢体抽搐，胃管留置，尿管留置，大便不能自控。查体：神志清，双侧瞳孔等大等圆，直径2 mm，对光反射迟钝，四肢肌力查体不配，肌张力增高，生理反射减弱，病理反射未引出。今治疗同前，拟近期试堵管，继观。

查房记录5：入院第8天，患者神志清，呼之可应答，可有左上肢活动，气管半堵管状态，鼻塞给氧2 L/min，心电监护示心率90次/min，血压145/81 mmHg，血氧饱和度100%，无畏寒发热，无肢体抽搐，胃管留置，尿管留置，大便不能自控。查体：神志清，双侧瞳孔等大等圆，直径2 mm，对光反射迟钝，四肢肌力查体不配，肌张力增高，生理反射减弱，病理反射未引出。继续予气管堵管，监测患者生命体征，继观。

查房记录6：入院第11天，患者神志清，呼之可应答，可有左上肢活动，气管半堵管状态，鼻塞给氧2 L/min，心电监护示心率87次/min，血压135/71 mmHg，血氧饱和度99%，无畏寒发热，无肢体抽搐，胃管留置，尿管留置，大便不能自控。查体：神志清，双侧瞳孔等大等圆，直径2 mm，对光反射迟钝，四肢肌力查体不配，肌张力增高，生理反射减弱，病理反射未引出。今患者予试全堵管后感气促，目前继续予气管半堵管状态，继观。

查房记录7：入院第12天，患者神志清，呼之可应答，可有左上肢活动，气管半堵管状态，鼻塞给氧2 L/min，心电监护示心率87次/min，血压135/71 mmHg，血氧饱和度99%，无畏寒发热，无肢体抽搐。胃管留置，尿管留置，大便不能自控。查体：神志清，双侧瞳孔等大等圆，直径2 mm，对光反射迟钝，四肢肌力查体不配，肌张力增高，生理反射减弱,病理反射未引出。今主治医师查房示:患者痰多,为白粘痰,暂缓全封管,予中药化痰。注意监测患者生命体征,家属定时翻身拍背,继观。

查房记录8:入院第16天,患者神志清,呼之可应答,可有左上肢活动,气管半堵管状态,鼻塞给氧2 L/min,心电监护示心率81次/min,血压142/77 mmHg,血氧饱和度100%,无畏寒发热,无肢体抽搐,胃管留置,尿管留置,大便不能自控。查体:神志清,双侧瞳孔等大等圆,直径2 mm,对光反射迟钝,四肢肌力查体不配,肌张力增高,生理反射减弱,病理反射未引出。血常规(2019-07-11):血小板101.0×10^{9}/L,白细胞4.3×10^{9}/L,中性粒细胞百分比66.2%,红细胞3.50×10^{12}/L,血红蛋白116 g/L。肝功能全套+肾功能+电解质(2019-07-11):钾离子3.84 mmol/L,钠离子142.3 mmol/L,氯离子103.7 mmol/L,肌酐37.0 μmol/L,谷丙转氨酶11 U/L,谷草转氨酶19 U/L,白蛋白35.9 g/L,尿素氮3.22 mmol/L。今主任医师查房示:患者目前半堵管中,目前痰液较前变稀薄,痰量较前有所减少,继续予止咳化痰、抗感染、促进胃肠动力、护胃、营养神经、预防癫痫、扶正补气、营养神经等对症支持治疗。注意监测患者生命体征,控制感染,堵管时注意加强护理巡视。

出院记录

患者神志清,呼之可应答,可有左上肢活动,气管半堵管状态,鼻塞给氧2 L/min,心电监护示心率88次/min,血压128/88 mmHg,血氧饱和度100%,无畏寒发热,无肢体抽搐,胃管留置,尿管留置,大便不能自控。查体:神志清,双侧瞳孔等大等圆,直径2 mm,对光反射迟钝,四肢肌力查体不配,肌张力增高,生理反射减弱,病理反射未引出。Holden步行功能评定0级,日常生活能力评定(改良Barthel指数)0分。经康复治疗后目前患者症状体征较前改善,建议出院后继续住院治疗。

病例二　脑外伤综合征

姓名:严某。性别:男。年龄:49岁。

主诉:高处堕落伤后肢体活动障碍伴认知障碍5月余。

现病史:患者于2019-12-14因高空坠落伤后出现神志不清,于我院予以气切套管内给氧、抗感染、止血、防治癫痫、防治脑水肿、护肝、输注红细胞、补充白蛋白、补液支持等对症治疗,2019-12-30行右胫腓骨骨折切开复位内固定术。多次在我院急诊科住院治疗，后在我科康复治疗，现仍遗留神志不清，运动及认知障碍，拟“脑外伤综合征”收住我科。病程中，患者无肢体抽搐，咳嗽咳痰，为白黏痰，不易咳出，无呕吐，胃管留置在位，大小便畅。

既往史：无药物及食物过敏史，10 余年前有“右肱骨外伤手术史”和输血史。

个人史：出生于四川，否认疫水接触史，否认武汉、湖北地区旅居史，否认新型冠状病毒感染肺炎疑似或确诊患者接触史，否认聚集性发热接触史，否认野禽接触史；否认工业毒物粉尘放射性物质长期接触史；无吸烟和饮酒史。

婚育史：已婚，配偶及子女体健。

家族史：否认有家族性遗传性疾病史。

体格检查

T 36.8 ℃，P 90 次/min，R 16 次/min，BP 105/69 mmHg。

一般情况：发育正常，营养中等，神志清楚，面容慢性病容，表情自如，体位自主，步态不正常，检查合作。

皮肤和黏膜：色泽正常，皮疹无，皮下出血无，毛发分布正常，温度与湿度正常，弹性正常，无水肿，无肝掌，无蜘蛛痣。

全身浅表淋巴结：全身浅表淋巴结无肿大。

头部：头颅大小，正常，畸形无。眼睑正常，结膜正常，眼球正常，巩膜无黄染，角膜正常，瞳孔等大，对光反射正常。双侧耳郭正常，外耳道无异常分泌物，乳突无压痛，听力无粗试障碍，鼻腔通气良好，鼻窦无压痛。颜面部外形对称、无畸形。口唇红润。伸出居中，牙龈正常，扁桃体无肿大，咽无充血，声音正常。

颈部：颈无抵抗感，颈动脉搏动正常，颈静脉正常，气管居中，肝颈静脉回流征阴性，甲状腺正常。

胸部：胸廓正常无畸形，无膨隆，胸骨无压痛，乳房正常对称。

肺部。视诊：呼吸运动正常。
肋间隙正常。
触诊：语颤对称。
胸膜摩擦感无。
皮下捻发感无。
叩诊：双肺叩诊呈清音。
听诊：呼吸规整。
呼吸音正常。
啰音无。

语音传导:正常。

心脏。视诊:心尖搏动正常。

心前区隆起:无。

其他部位搏动:无。

心尖搏动位置:正常。

触诊:心尖搏动正常。

震颤:无。

叩诊:心界不大。

听诊:心率 90 次/min。

心律:规整,各瓣膜听诊区未闻及病理性杂音。

心包摩擦音:无。

周围血管:无异常血管征。

腹部:腹式呼吸存在。

腹壁静脉曲张:无,未见肠型及蠕动波,无压痛,无反跳痛。

振水声:无,无腹部包块。

肝肋下未触及,墨菲征阴性,脾肋下未触及,肾未触及。

输尿管压痛点:无。

移动性浊音:阴性。

无液波震颤,无血管杂音,直肠及肛门、肠鸣音、肝肾区叩击痛。

外生殖器:正常。

脊柱:脊柱正常,无压痛,无叩击痛。

四肢:四肢正常,关节无红肿,活动自如,双下肢无水肿。

神经系统:双下肢肌张力稍增高。

专科检查

患者自主睁眼,神志不清,无视物追踪,不能遵嘱行简单动作,被动体位;双侧瞳孔不等大,左侧直径约 4 mm,右侧直径约 2 mm,对光反应迟钝,右侧颧弓、右翼板及上颌窦外侧壁骨折,患者嘴不能闭合;右下肢胫腓骨骨折切开复位内固定术后,右足背动脉微弱,肌力、感觉检查不配合,双下肢肌张力稍增高,双侧腱反射(+),左侧巴宾斯基征(+),左侧 Brunnstrom 评定:Ⅱ-Ⅲ-Ⅱ级。日常生活能力评定(改良 Barthel 指数)0 分。洼田饮水试验5 级,Holden 步行功能评定 0 级。平衡功能坐位平衡 0 级,站位平衡 0 级。

辅助检查

CT(2019-12-14)：右侧额叶脑挫裂伤，蛛网膜下腔出血，脑室积血，右侧颧弓、右侧翼板骨折、右侧上颌窦外侧壁骨折，右侧上颌窦积液，两肺渗出，右侧第1肋骨折，右侧锁骨上区血肿，右侧胫腓骨下段、右内踝骨折，周围软组织挫伤，肝右叶钙化灶或肝内胆管结石，双肾小结石，颈部CT扫描未见明显外伤性改变，右足未见明显骨折征象。

血常规(2020-05-26)：白细胞 7.3×10^9/L；中性粒细胞百分比71.0%；淋巴细胞百分比17.2%下降；血红蛋白134 g/L；血小板 188.0×10^9/L。尿液沉渣镜检(2020-05-26)：未见明显异常；肝功能全套(2020-05-26)：葡萄糖4.81 mmol/L；谷丙转氨酶22 U/L；谷草转氨酶19 U/L；白蛋白39.0 g/L；尿素氮4.23 mmol/L；肌酐35.0 μmol/L；胱抑素C 0.84 mg/L；钾离子4.12 mmol/L；钠离子137.7 mmol/L；氯离子102.6 mmol/L。降钙素原检测(2020-05-26)降钙素原0.020 g/mL。凝血全套(2020-05-26)：凝血酶原时间11.1 s；部分活化凝血酶原时间27.0 s；D-二聚体750.0 μg/L。

初步诊断

1. 多处损伤。
2. 运动障碍。
3. 脑外伤后综合征。
4. 肺部感染。
5. 泌尿道感染。
6. 胫腓骨下端骨折。
7. 肋骨骨折。
8. 颧骨骨折。

病例特点

1. 病史

患者于2019-12-14因高空坠落伤后出现神志不清，于我院予以气切套管内给氧、抗感染、止血、防治癫痫、防治脑水肿、护肝、输注红细胞、补充白蛋白、补液支持等对症治疗，2019-12-30行右胫腓骨骨折切开复位内固定术。多次在我院急诊科住院治疗，后在我科康复治疗，现仍遗留神志不清，运动及认知障碍，拟“脑外伤综合征”收住我科。病程中，患者无肢体抽搐，咳嗽咳痰，为白黏痰，不易咳出，无呕吐，胃管留置在位，大小便畅。

2. 查体

患者自主睁眼，神志不清，无视物追踪，不能遵嘱行简单动作，被动体位；双侧瞳孔不等大，左侧直径约 4 mm，右侧直径约 2 mm，对光反应迟钝，右侧颧弓、右翼板及上颌窦外侧壁骨折，患者嘴不能闭合；右下肢胫腓骨骨折切开复位内固定术后，右足背动脉微弱，肌力、感觉检查不配合。

3. 实验室及器械检查

CT 检查结果（2019-12-14，本院），右侧额叶脑挫裂伤，蛛网膜下腔出血，脑室积血，右侧颧弓、右侧翼板骨折、右侧上颌窦外侧壁骨折，右侧上颌窦积液，两肺渗出，右侧第 1 肋骨折，右侧锁骨上区血肿，右侧胫腓骨下段、右内踝骨折，周围软组织挫伤，肝右叶钙化灶或肝内胆管结石，双肾小结石，颈部 CT 扫描未见明显外伤性改变，右足未见明显骨折征象。

拟诊讨论

1. 拟诊依据

患者因“高处堕落伤后肢体活动障碍伴认知障碍 5 月余”入院，查体：患者自主睁眼，神志不清，无视物追踪，不能遵嘱行简单动作，被动体位；双侧瞳孔不等大，左侧直径约 4 mm，右侧直径约 2 mm，对光反应迟钝，右侧颧弓、右翼板及上颌窦外侧壁骨折，患者嘴不能闭合；右下肢胫腓骨骨折切开复位内固定术后，右足背动脉微弱，肌力、感觉检查不配合。辅助检查：右侧额叶脑挫裂伤，蛛网膜下腔出血，脑室积血，右侧颧弓、右侧翼板骨折、右侧上颌窦外侧壁骨折，右侧上颌窦积液，两肺渗出，右侧第 1 肋骨折，右侧锁骨上区血肿，右侧胫腓骨下段、右内踝骨折，周围软组织挫伤，肝右叶钙化灶或肝内胆管结石，双肾小结石。

2. 鉴别诊断

（1）脑震荡：明确头部受伤史，伤后意识障碍一般不超过半小时，有逆行性遗忘，神经系统及头颅 CT 检查无阳性体征。

（2）脑挫裂伤：伤后意识障碍多较严重，持续时间较长，病人有颅高压增高症状，常有相应神经系统体征，头颅 CT 检查可显示低、高密度混杂影。

（3）弥漫性轴索伤或脑干损伤：意识障碍程度严重，可有双侧病理征或去大强直，有明显呼吸、心率、血压改变，瞳孔变化，CT 可见弥漫性脑肿胀或灰白质，脑干区出血灶。

（4）颅内血肿：急性硬脑膜外血肿多有头皮损伤，颅骨骨折，伤后可有“中间清醒”常剧烈呕吐头痛、呕吐、烦躁，神经系统常有阳性体征，头颅 CT 内板与脑表面双凸镜形高密度影。

（5）急性硬膜下血肿伤后意识障碍严重，常无中间清醒期，病情进展快，很快出现血肿侧瞳孔散大，CT 表现颅骨内板下新月状高密度影。

诊疗计划

1. 完善相关检查:完善相关血生化检查。

2. 目前主要采取的治疗措施:目前予吸氧、抗感染、止咳化痰、改善脑代谢、预防癫痫、营养支持、防治下肢静脉血栓等并发症等对症治疗。目前患者存在康复问题:①患者肢体肌力差;②生活大部分不能自理;③暂无坐站平衡;④吞咽障碍。

近期康复目标:①诱发肢体主动活动能力;②提高翻身坐起能力;③坐位平衡达Ⅱ级;④一人帮助下床边转移;⑤维持左/右侧肢体关节活动度。

远期目标:①促进肢体分离运动;②独立轮椅活动;③生活部分自理。

近期康复计划:①肢体关节活动度训练;②翻身坐起训练;③坐位平衡训练;④直立床训练;⑤气压治疗;⑥中频脉冲电刺激;⑦主被动训练;⑧吞咽功能训练。

3. 病情程度、可能的风险和预防:病程中有可能存在静脉血栓形成、感染、跌倒、肝肾功能损害、多器官衰竭等风险发生。

4. 患者诊断明确,没有严重合并症,入组临床路径。

查房记录

查房记录1:入院第2天,今日主治医师查房,患者能自主睁眼,神志不清,不能遵嘱行简单动作,无畏寒发热,自主咳嗽咳痰能力尚可,胃管留置中,大小便畅。查体:患者自主睁眼,神志不清,无视物追踪,不能遵嘱行简单动作,被动体位;双侧瞳孔不等大,左侧直径约4 mm,右侧直径约2 mm,对光反应迟钝,右侧颧弓、右翼板及上颌窦外侧壁骨折,患者嘴不能闭合;右下肢胫腓骨骨折切开复位内固定术后,右足背动脉微弱,肌力、感觉检查不配合,双下肢肌张力稍增高,双侧腱反射(+),左侧巴宾斯基征(+),左侧Brunnnstrom评定:II-III-II,日常生活能力评定(改良Barthel指数)0分,洼田饮水试验5级,Holden步行功能评定0级,平衡功能:坐位平衡0级,站位平衡0级。今曹慧主治医师查房示:患者诊断为多处损伤,运动障碍,脑外伤后综合征,肺部感染,胫腓骨下端骨折,肋骨骨折,颧骨骨折。诊断依据:因“高处堕落伤后肢体活动障碍伴认知障碍5月余”入院,查体:患者自主睁眼,神志不清,无视物追踪,不能遵嘱行简单动作,被动体位;双侧瞳孔不等大,左侧直径约4 mm,右侧直径约2 mm,对光反应迟钝,右侧颧弓、右翼板及上颌窦外侧壁骨折,患者嘴不能闭合;右下肢胫腓骨骨折切开复位内固定术后,右足背动脉微弱,肌力、感觉检查不配合。

辅助检查:右侧额叶脑挫裂伤,蛛网膜下腔出血,脑室积血,右侧颧弓、右侧翼板骨折、右侧上颌窦外侧壁骨折,右侧上颌窦积液,两肺渗出,右侧第1肋骨折,右侧锁骨上区血肿，右侧胫腓骨下段、右内踝骨折，周围软组织挫伤，肝右叶钙化灶或肝内胆管结石，双肾小结石。

鉴别诊断：①脑震荡，明确头部受伤史，伤后意识障碍一般不超过半小时，有逆行性遗忘，神经系统及头颅 CT 检查无阳性体征。②脑挫裂伤：伤后意识障碍多较严重，持续时间较长，病人有颅内压增高症状，常有相应神经系统体征，头颅 CT 检查可显示低、高密度混杂影。③弥漫性轴索伤或脑干损伤：意识障碍程度严重，可有双侧病理征或去大强直，有明显呼吸、心率、血压改变，瞳孔变化，CT 可见弥漫性脑肿胀或灰白质，脑干区出血灶。④颅内血肿：急性硬脑脑膜外血肿多有头皮损伤，颅骨骨折，伤后可有“中间清醒”常剧烈呕吐头痛、呕吐、烦躁，神经系统常有阳性体征，头颅 CT 内板与脑表面双凸镜形高密度影。⑤急性硬脑膜下血肿伤后意识障碍严重，常无中间清醒期，病情进展快，很快出现血肿侧瞳孔散大，CT 表现颅骨内板下新月状高密度影。

▶主治医师查房意见：

1. 同意上述初步诊断。

2. 继续予吸氧、抗感染、止咳化痰、改善脑代谢、预防癫痫、营养支持、防治下肢静脉血栓等并发症等对症治疗。继观患者病情变化。

查房记录 2：患者入院第 3 天，今日主任医师查房，患者能自主睁眼，神志不清，不能遵嘱行简单动作，无畏寒发热，自主咳嗽咳痰能力尚可，胃管留置中，大小便畅。查体：患者自主睁眼，神志不清，无视物追踪，不能遵嘱行简单动作，被动体位；双侧瞳孔不等大，左侧直径约 4 mm，右侧直径约 2 mm，对光反应迟钝，患者嘴不能闭合；右下肢胫腓骨骨折切开复位内固定术后，右足背动脉微弱，肌力、感觉检查不配合，双下肢肌张力稍增高，双侧腱反射（+），左侧巴宾斯基征（+）。血常规（2020-05-26）：白细胞 7.3×10^9/L；中性粒细胞百分比 71.0%；淋巴细胞百分比 17.2% ↓；血红蛋白 134 g/L；血小板 188.0×10^9/L。尿液沉渣镜检（2020-05-26）：未见明显异常。肝功能全套（2020-05-26）：葡萄糖 4.81 mmol/L；谷丙转氨酶 22 U/L；谷草转氨酶 19 U/L；白蛋白 39.0 g/L；尿素氮 4.23 mmol/L；肌酐 35.0 μmol/L；胱抑素 C 0.84 mg/L；钾离子 4.12 mmol/L；钠离子 137.7 mmol/L；氯离子 102.6 mmol/L。降钙素原检测（2020-05-26）：降钙素原 0.020 g/mL。凝血全套（2020-05-26）：凝血酶原时间 11.1 s；部分活化凝血酶原时间 27.0 s；D-二聚体 750.0 μg/L。CT 颅脑+胸部平扫诊断（2020-05-26）：颅脑外伤复查所见，脑积水较 2020-04-18 相仿。右侧颧弓、上颌窦外侧壁、翼突外板骨折。两侧基底节区腔隙灶。两肺支气管炎，气管、主支气管痰栓。右侧第 1、3 肋骨皮质扭曲。

▶主任医师查房意见：

1. 患者诊断为多处损伤，运动障碍，脑外伤后综合征，肺部感染，泌尿道感染，胫腓骨下端骨折，肋骨骨折，颧骨骨折。

2. 患者痰多，仍有感染指标偏高，继续予抗感染治疗。

3. 继续予吸氧、抗感染、止咳化痰、改善脑代谢、预防癫痫、营养支持、防治下肢静脉血栓等并发症等对症治疗。嘱家属定时翻身拍背。

4. 继观患者病情变化。

查房记录3：患者入院第5天，患者咳嗽咳痰，痰多，为白黏痰，自主咳嗽咳痰能力尚可，神志不清，不能遵嘱行简单动作，胃管留置中。查体：患者自主睁眼，神志不清，无视物追踪，不能遵嘱行简单动作，被动体位；双侧瞳孔不等大，左侧直径约4 mm，右侧直径约2 mm，对光反应迟钝，右侧颧弓、右翼板及上颌窦外侧壁骨折，患者嘴不能闭合；右下肢胫腓骨骨折切开复位内固定术后，右足背动脉微弱，肌力、感觉检查不配合，双下肢肌张力稍增高，双侧腱反射(+)，左侧巴宾斯基征(+)。治疗同前，嘱及时吸痰，定时翻身拍背。继观。

查房记录4：患者入院第9天，主治医师查房示继续予吸氧、抗感染、止咳化痰、改善脑代谢、预防癫痫、营养支持、防治下肢静脉血栓等并发症等对症治疗。嘱家属留陪，嘱定时翻身拍背，继观。

查房记录5：患者入院第12天，患者生命体征平稳，自主咳嗽咳痰能力尚可，痰多，神志不清，不能遵嘱行简单动作，胃管留置中。查体：患者自主睁眼，神志不清，无视物追踪，不能遵嘱行简单动作，被动体位；双侧瞳孔不等大，左侧直径约4 mm，右侧直径约2 mm，对光反应迟钝，右侧颧弓、右翼板及上颌窦外侧壁骨折，患者嘴不能闭合；右下肢胫腓骨骨折切开复位内固定术后，右足背动脉微弱，肌力、感觉检查不配合，双下肢肌张力稍增高，双侧腱反射(+)，左侧巴宾斯基征(+)。CT下颌骨平扫(2020-06-05)诊断内容：右侧下颌骨升支骨折，伴颞下颌关节脱位。右侧颧弓骨折。下颌骨体部错层改变，伪影所致可能大，请结合体征随访。患者痰多，予改头孢噻肟钠继续抗感染治疗。继观。嘱家属留陪。

查房记录6：患者入院第17天，患者现无畏寒发热，咳嗽咳痰能力可，能自主睁眼，神志不清，不能遵嘱行简单动作，无畏寒发热，胃管留置中。查体：患者自主睁眼，神志不清，无视物追踪，不能遵嘱行简单动作，被动体位；双侧瞳孔不等大，左侧直径约4 mm，右侧直径约2 mm，对光反应迟钝，嘴不能闭合；右下肢胫腓骨骨折切开复位内固定术后，右足背动脉微弱，肌力、感觉检查不配合，双下肢肌张力稍增高，双侧腱反射(+)，左侧巴宾斯基征(+)。今黄志东主任医师查房示：患者诊断为多处损伤，运动障碍，脑外伤后综合征，肺部感染，泌尿道感染，胫腓骨下端骨折，肋骨骨折，颧骨骨折。入院后予吸氧、抗感染、止咳化痰、改善脑代谢、预防癫痫、营养支持、防治下肢静脉血栓等并发症等对症治疗。现患者康复一疗程已结束，生命体征平稳。

出院记录

患者现无畏寒发热，咳嗽咳痰能力可，能自主睁眼，神志不清，不能遵嘱行简单动作，无畏寒发热，胃管留置中。查体：患者自主睁眼，神志不清，无视物追踪，不能遵嘱行简单动作，被动体位；双侧瞳孔不等大，左侧直径约 4 mm，右侧直径约 2 mm，对光反应迟钝，嘴不能闭合；右下肢胫腓骨骨折切开复位内固定术后，右足背动脉微弱，肌力、感觉检查不配合，双下肢肌张力稍增高，双侧腱反射(+)，左侧巴宾斯基征(+)。建议继续康复治疗。

病例三　高位脊髓损伤伴发热

姓名：仲某。性别：女。年龄：22 岁。

主诉：外伤后四肢无力半月。

现病史：患者于 2020-04-07 坐车途中，后车追尾致颈痛、四肢麻木不适，双下肢活动不能，至我院急诊抢救室，查头颅+颈椎+胸部+全腹 CT：额骨、左侧眼眶顶壁、左侧上颌窦前壁骨折，左侧额部、眶周、颌面部软组织肿胀，左侧上颌窦积血、积液。颈 6 椎体及两侧附件、颈 7 椎体前上缘骨折，颈 6、7 错位、椎小关节绞索，合并椎管狭窄。椎前间隙血肿。胸 4~8 椎体轻度压缩性骨折，椎旁血肿。骶骨、左侧耻骨上下支骨折。两侧少许气胸；两肺挫伤渗出。纵隔气肿。盆腔少量积液。建议随诊。后收入我院 EICU，予监测生命体征、扩容抗休克、输血、外伤处清创、骨折处制动、抗感染、减轻脊髓水肿等并发症。颈椎脱位，行颅骨牵引；左股骨骨折，行胫骨结节牵引。后转至脊柱外科，2020-04-15 在全身麻醉下行颈后、前路脱位复位植骨融合内固定+右髂骨取植术，2020-04-17 在全身麻醉下行左股骨骨折复位内固定术。术后予以抗感染、消肿、止痛、促进骨质愈合等治疗。现患者遗留四肢运动障碍伴感觉障碍，为求进一步诊治，拟“四肢瘫痪”收住入院。病程中，患者无意识障碍，有发热，尿管留置，大便自解。

既往史：平素健康状况良好。

疾病传染史：无。

预防接种史：预防接种随社会。

过敏史：否认药物、食物过敏史。

手术史:无。

输血史:无。

既往用药史:无。

个人史:出生于原籍,否认疫水接触史,否认近期武汉及周边地区旅居史,否认接触新型冠状病毒肺炎确诊者及疑似患者,否认接触来自武汉有呼吸道症状患者。否认工业毒物粉尘放射性物质长期接触史

吸烟史:无。

饮酒史:无。

月经史:初潮年龄 13 岁,行经期 6 d,月经周期 30 d,末次月经日期 2020 年 4 月 6 日,经量一般,痛经无,经期规则。

家族史:否认有家族性遗传性疾病史。

体格检查

T 37.3 ℃,P 88 次/min,R 20 次/min,BP 112/49 mmHg。

一般情况:发育正常,营养中等,神志清楚,面容慢性病容,表情自如,体位被动,步态不正常,检查合作。

皮肤和黏膜:色泽正常。

皮疹:无。

皮下出血:无。

毛发分布:正常。

温度与湿度:正常。

弹性:正常。

水肿:无。

肝掌:无。

蜘蛛痣:无。

全身浅表淋巴结:全身浅表淋巴结无肿大。

头部:头颅大小,正常,畸形无。眼睑正常,结膜正常,眼球正常,巩膜无黄染,角膜正常,瞳孔等大,对光反射正常。双侧耳郭正常,外耳道无异常分泌物,乳突无压痛,听力无粗试障碍,鼻腔通气良好,鼻窦无压痛。颜面部外形对称、无畸形。口唇红润。伸出居中,牙龈正常,扁桃体无肿大,咽无充血,声音正常。

颈部:颈无抵抗感,颈动脉搏动正常,颈静脉正常,气管居中,肝颈静脉回流征阴性,甲状腺正常。

胸部:胸廓正常,无畸形,无膨隆,胸骨无压痛,乳房正常对称。

肺部:呼吸运动正常。

肋间隙:正常。

触诊:语颤对称。

胸膜摩擦感:无。

皮下捻发感:无。

叩诊:双肺叩诊呈清音。

听诊。呼吸:规整。

呼吸音:正常。

啰音:无。

语音传导:正常。

心脏。视诊:心尖搏动正常。

心前区隆起:无。

其他部位搏动:无。

心尖搏动位置:正常。

触诊:心尖搏动正常。

震颤:无。

叩诊:心界不大。

听诊:心率 88 次/min。

心律:规整,各瓣膜听诊区未闻及病理性杂音。

心包摩擦音:无

周围血管:无异常血管征。

腹部。腹式呼吸:存在。

腹壁静脉曲张:无。

未见肠型及蠕动波,无压痛,无反跳痛。

振水声:无,无腹部包块。

肝肋下未触及。

墨菲征:阴性。

脾肋下未触及,肾未触及。

输尿管压痛点:无。

移动性浊音:阴性。

无液波震颤。

血管杂音:无。

直肠及肛门、肠鸣音、肝肾区叩击痛。

外生殖器:正常。

脊柱：脊柱正常、无压痛、无叩击痛。

四肢：四肢正常、关节无红肿。双下肢无水肿。

专科检查

神志清，精神可，对答切题，定时定向力可，计算记忆力可。双侧瞳孔等大等圆，直径3 mm，对光反射灵敏，眼球各向活动好，眼震(-)。双侧鼻唇沟对称，伸舌居中；面部感觉对称，咽反射正常存在。颈软，克尼格征、布鲁津斯基征(-)，双上肢屈肘肌4级，伸腕肌3级，伸肘肌1级，中指外展肌0级，小指外展肌0级。双下肢肌力0级。双侧C_8平面感觉减退，双侧T_3以下感觉消失，肛周区感觉无保留；肌张力降低，膝反射、踝反射(-)，双侧霍夫曼征(-)，双侧病理征(-)，美国脊髓损伤学会分级(ASIA)A级，四肢瘫，感觉平面C_8，运动平面C_6。日常生活能力评定(改良Barthel指数)5分(进食5分，余0分)，坐站位平衡均未达1级。疼痛评定VAS指数0分。

辅助检查

颈椎MRI(2020-04-09本院)：颈6、7错位，椎小关节绞索、颈髓损伤，后方棘间韧带损伤，椎前间隙血肿。

2020-05-01急诊血常规：中性粒细胞百分比81.0%↑；淋巴细胞百分比9.9%↓；淋巴细胞0.5×10^9/L↓；红细胞2.96×10^{12}/L↓；血红蛋白94 g/L↓；红细胞压积29.2%↓；红细胞体积大小变异系数16.6%↑；血小板分布宽度15.2%↓；2020-05-01急诊肝功能+电解质(5项)：谷丙转氨酶102.00 U/L↑；谷草转氨酶46.00 U/L↑；γ-谷氨酰转肽酶76.00 U/L↑；碱性磷酸酶116.00 U/L↑；胆碱酯酶3445.00 U/L↓；总蛋白63.70 g/L↓；钠132.40 mmol/L↓；氯98.40 mmol/L↓。

2020-05-02急诊血常规：淋巴细胞百分比17.2%↓；单核细胞百分比14.2%↑；淋巴细胞0.8×10^9/L↓；单核细胞0.70×10^9/L↑；红细胞3.09×10^{12}/L↓；血红蛋白96 g/L↓；红细胞压积29.8%↓；红细胞体积大小变异系数16.7%↑；血小板分布宽度8.8%↓；红细胞体积分布宽度58.60 fL↑；大血小板比率17.1%↓；2020-05-02急诊肝功能+电解质(5项)：谷丙转氨酶107.00 U/L↑；谷草转氨酶56.00 U/L↑；γ-谷氨酰转肽酶71.00 U/L↑；胆碱酯酶3540.90 U/L↓；总蛋白62.80 g/L↓；钾2.99 mmol/L。

2020-05-05红细胞沉降率：40 mm/L↑；血常规：淋巴细胞百分比18.8%↓；单核细胞百分比11.4%↑；单核细胞0.68×10^9/L↑；红细胞2.79×10^{12}/L↓；血红蛋白88 g/L↓；红细胞压积27.2%↓；红细胞体积大小变异系数16.4%↑；血小板分布宽度10.6%↓；红细胞体积分布宽度58.80 fL↑；网织细胞百分比6.3%↑；网织红细胞0.175×10^{12}/L↑；低荧光强

度网织红细胞比率 84.0% ↓；中荧光强度网织红细胞比率 12.0% ↑；高荧光强度网织红细胞比率 4.0% ↑；未成熟网织红细胞比率 16.0% ↑；降钙素原检测：降钙素原 0.111 g/mL ↑；血清病毒抗体：EBV 壳抗原 IgG 抗体阳性 ↑；EB 病毒核抗原抗体阳性 ↑；柯萨奇病毒抗体 IgM 弱阳性 ↑；电解质：钠离子 133.0 mmol/L ↓；氯离子 98.0 mmol/L ↓。2020-05-06 中段尿细菌培养及鉴定：酵母菌 2 万 cfu/mL。

初步诊断

1. 四肢瘫痪。
2. 颈部脊髓损伤。
3. 股骨骨折。
4. 额骨骨折。
5. 脊柱骨折。
6. 耻骨骨折。
7. 气胸。
8. 肺挫伤。
9. 纵隔气肿。
10. 盆腔积液。
11. 面部软组织挫伤。

病例特点

患者于 2020-04-07 坐车途中，后车追尾致颈痛、四肢麻木不适，双下肢活动不能，至我院急诊抢救室，查头颅+颈椎+胸部+全腹 CT：额骨、左侧眼眶顶壁、左侧上颌窦前壁骨折，左侧额部、眶周、颌面部软组织肿胀，左侧上颌窦积血、积液。颈 6 椎体及两侧附件、颈 7 椎体前上缘骨折，颈 6、7 错位、椎小关节绞索，合并椎管狭窄。椎前间隙血肿。胸 4 ~8 椎体轻度压缩性骨折，椎旁血肿。骶骨、左侧耻骨上下支骨折。两侧少许气胸；两肺挫伤渗出。纵隔气肿。盆腔少量积液。建议随诊。后收入我院 EICU，予监测生命体征、扩容抗休克、输血、外伤处清创、骨折处制动、抗感染、减轻脊髓水肿等并发症。颈椎脱位，行颅骨牵引；左股骨骨折，行胫骨结节牵引。后转至脊柱外科，2020-04-15 在全身麻醉下行颈后、前路脱位复位植骨融合内固定+右髂骨取植术，2020-04-17 在全身麻醉下行左股骨骨折复位内固定术。术后予以抗感染、消肿、止痛、促进骨质愈合等治疗。现患者遗留四肢运动障碍伴感觉障碍，为求进一步诊治，拟“四肢瘫痪”收住入院。病程中，患者无意识障碍，有发热，尿管留置，大便自解。

拟诊讨论

1. 拟诊依据

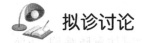

患者青年女性，因“外伤后四肢无力半月余”入院。查体：神志清，精神可，对答切题，定时定向力可，计算记忆力可。双侧瞳孔等大等圆，直径 3 mm，对光反应灵敏，眼球各向活动好，眼震(-)。双侧鼻唇沟对称，伸舌居中；面部感觉对称，咽反射正常存在。颈软，克尼格征、布鲁津斯基征(-)，双上肢屈肘肌 4 级，伸腕肌 3 级，伸肘肌 1 级，中指外展肌0 级，小指外展肌 0 级。双下肢肌力 0 级。双侧 C_8 平面感觉减退，双侧 T_3 以下感觉消失，肛周区感觉无保留；肌张力降低，膝反射、踝反射(-)，双侧霍夫曼征(-)，双侧病理征(-)，美国脊髓损伤学会分级(ASIA)A 级，四肢瘫，感觉平面 C_8，运动平面 C_6。日常生活能力评定(改良 Barthel 指数)5 分(进食 5 分，余 0 分)，坐站位平衡均未达 1 级。疼痛评定 VAS 指数 0 分。辅检：头颅+颈椎+胸部+全腹部 CT(2020-04-07 本院)：额骨、左侧眼眶顶壁、左侧上颌窦前壁骨折，左侧额部、眶周、颌面部软组织肿胀，左侧上颌窦积血、积液。颈 6 椎体及两侧附件、颈 7 椎体前上缘骨折，颈 6、7 错位、椎小关节绞索，合并椎管狭窄。椎前间隙血肿。胸 4 ~ 8 椎体轻度压缩性骨折，椎旁血肿。骶骨、左侧耻骨上下支骨折。两侧少许气胸；两肺挫伤渗出。纵隔气肿。盆腔少量积液。建议随诊。

2. 鉴别诊断

(1)颈椎肿瘤、颈椎结核：可引起颈部疼痛、四肢瘫类似症状，但核磁共振检查多可协助鉴别。

(2)颅脑外伤：亦可以导致肢体瘫痪症状，但多合并神志异常与颅神经异常表现，CT 可见脑组织损伤与出血。

诊疗计划

1. 完善相关检查

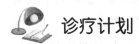

患者入院后完善相关辅检，如血生化等。

2. 目前主要采取的治疗措施

予以营养神经(甲钴胺)、改善微循环(桂哌齐特)、抗感染(头孢哌酮舒巴坦)、抗凝(那屈肝素)、雾化(布地奈德、特布他林)、护肝(复方甘草酸)、补铁(复方硫酸亚铁叶酸片)等对症支持治疗。康复治疗方面：目前患者存在康复问题：双上肢肌力减退，双下肢无感觉运动功能，平衡功能障碍，转移困难，日常生活障碍，二便障碍。康复目标：近期目标：提高上肢肌力，预防深静脉血栓，维持下肢关节活动度，间歇清洁导尿。远期目标：提高坐位平衡、转移功能，提高日常生活能力。康复治疗计划：针灸、低中频、截瘫肢体综合训练、气压等。

3. 病情程度、可能的风险和预防

患者 VTE 评分 12 分，予物理预防及抗凝药物预防；告知活动时注意防跌倒，防坠床，碰撞等外力使病情加重，相关病情反复告知患者，患方表示理解，继观患者病情变化。

查房记录

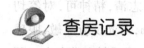

查房记录 1：入院第 2 天，今日主治医师查房，患者四肢无力伴感觉减退，下肢明显，偶有发热，最高 38.5 ℃，无咳嗽咳痰，无恶心呕吐。无胸闷心悸，纳眠一般，尿管留置中，大便自解。查体：神志清，精神可，对答切题，定时定向力可，计算记忆力可。双侧瞳孔等大等圆，直径 3 mm，对光反应灵敏，眼球各向活动好，眼震（-）。双侧鼻唇沟对称，伸舌居中；面部感觉对称，咽反射正常存在。颈软，克尼格、布鲁津斯基征（-），双上肢屈肘肌 4 级，伸腕肌 3 级，伸肘肌 1 级，中指外展肌 0 级，小指外展肌 0 级。双下肢肌力 0 级。双侧 C_8 平面感觉减退，双侧 T_3 以下感觉消失，肛周区感觉无保留；肌张力降低，膝反射、踝反射（-），双侧霍夫曼征（-），双侧病理征（-），美国脊髓损伤学会分级（ASIA）A 级，四肢瘫，感觉平面 C_8，运动平面 C_6。日常生活能力评定（改良 Barthel 指数）5 分（进食 5 分，余 0 分），坐站位平衡均未达 1 级。疼痛评定 VAS 指数 0 分。

▶主治医师查房意见：

1. 同意上述初步诊断。

2. 入院后予完善相关检查，暂予营养神经、改善微循环、抗感染、抗凝、雾化、护肝、补铁等对症支持治疗及针灸、低频电刺激、膀胱刺激等康复治疗。

查房记录 2：患者入院第 3 天，今日主任医师查房，患者四肢无力伴感觉减退，下肢明显，偶有发热，最高 38.5 ℃，无咳嗽咳痰，无恶心呕吐。无胸闷心悸，食欲、睡眠一般，尿管留置中，大便自解。查体：神志清，精神可，对答切题，定时定向力可，计算记忆力可。双侧瞳孔等大等圆，直径 3 mm，对光反应灵敏，眼球各向活动好，眼震（-）。双侧鼻唇沟对称，伸舌居中；面部感觉对称，咽反射正常存在。颈软，克尼格、布鲁津斯基征（-），双上肢屈肘肌 4 级，伸腕肌 3 级，伸肘肌 1 级，中指外展肌 0 级，小指外展肌 0 级。双下肢肌力 0 级。双侧 C_8 平面感觉减退，双侧 T_3 以下感觉消失，肛周区感觉无保留；肌张力降低，膝反射、踝反射（-），双侧霍夫曼征（-），双侧病理征（-），美国脊髓损伤学会分级（ASIA）A 级，四肢瘫，感觉平面 C_8，运动平面 C_6。日常生活能力评定（改良 Barthel 指数）5 分（进食 5 分，余 0 分），坐站位平衡均未达 1 级。疼痛评定 VAS 指数 0 分。辅助检查：2020-04-29 中性粒细胞百分比 77.6% ↑；淋巴细胞百分比 12.0% ↓；淋巴细胞 0.8×10^9/L ↓；红细胞 3.14×10^{12}/L ↓；血红蛋白 98 g/L ↓；红细胞压积 30.5% ↓；红细胞体积大小变异系数 17.1% ↑；血小板 355.0×10^9/L ↑；血小板分布宽度 9.3% ↓；网织细胞百分比 9.0% ↑；低荧光强度网织红细胞比率 77.4% ↓；网织红细胞 0.284×10^{12}/L ↑；中荧光强度网织红细胞比率 15.0% ↑；高荧光强度网织红细胞比率 7.6% ↑；未成熟网织红细胞比率 22.6% ↑；红细胞体积分布宽度 60.40 fL ↑；大血小板比率 17.1% ↓；2020-04-29 降钙素原检测降钙素原 0.169 g/mL ↑；超敏 C 反应蛋白指标正常，新冠抗体未检出。

▶主任医师查房意见：

1. 患者患者青年女性，因“外伤后四肢无力半月余”入院，诊断为：四肢瘫痪，颈部脊髓损伤，股骨骨折，额骨骨折，脊柱骨折，耻骨骨折，气胸，肺挫伤，纵隔气肿，盆腔积液，面部软组织挫伤。

2. 患者系颈髓损伤，ASIA A 级，提示预后欠佳，目前治疗重点为：预防卧相关并发症，如泌尿系感染、压疮、静脉血栓等，嘱多饮水，可适当摇高床头，避免久卧，下肢气压治疗等。

3. 尽早拔除尿管，指导饮水及间歇导尿。恢复上肢残存肌力，如低频电刺激，上肢肌力训练指导，作业治疗指导代偿训练。

4. 提高转移能力，提高患者的日常生活能力，减少对他人的依赖。

5. 目前患者时有发热，最高 38.6 ℃，无咳嗽咳痰，尿管留置，小便畅，血象无明显异常，结合患者四肢瘫病史及多次手术史，考虑四肢瘫热，继续予当前诊疗方案，定期复查血常规、降钙素原、超敏 C 反应蛋白等感染指标，密切关注病情变化。

查房记录 3：患者入院第 4 天，患者昨夜有发热，体温最高 40.2 ℃，无盗汗，无抽搐，无咳嗽咳痰，无胸痛胸闷，无头痛，无恶心呕吐，无皮疹，食欲、睡眠一般，尿管留置，畅，大便自解。查体：神志清，精神可，对答切题，定时定向力可，计算记忆力可。双上肢屈肘肌4 级，伸腕肌 3 级，伸肘肌 1 级，中指外展肌 0 级，小指外展肌 0 级。双下肢肌力 0 级。双侧 C8 平面感觉减退，双侧 T_3 以下感觉消失，肛周区感觉无保留；肌张力降低，膝反射、踝反射（-），双侧霍夫曼征（-），双侧病理征（-），美国脊髓损伤学会分级（ASIA）A 级，四肢瘫，感觉平面 C_8，运动平面 C_6。2020-05-01 急诊血常规：中性粒细胞百分比 81.0% ↑；淋巴细胞百分比 9.9% ↓；淋巴细胞 0.5×10^9/L ↓；红细胞 2.96×10^{12}/L ↓；血红蛋白 94 g/L ↓；红细胞压积 29.2% ↓；红细胞体积大小变异系数 16.6% ↑；血小板分布宽度 15.2% ↓。2020-05-01 急诊肝功能+电解质（5 项）：谷丙转氨酶 102.00 U/L ↑；谷草转氨酶 46.00 U/L ↑；γ-谷氨酰转肽酶 76.00 U/L ↑；碱性磷酸酶 116.00 U/L ↑；胆碱酯酶 3445.00 U/L ↓；总蛋白 63.70 g/L ↓；钠 132.40 mmol/L ↓；氯 98.40 mmol/L ↓；今查房示：患者高热，血象未见明显异常，予加用热毒宁清热解毒。必要时查血培养。另患者血钠偏低，予静脉补浓钠，择期复查。余治疗不变，继续密切关注患者生命体征。

查房记录4：患者入院第7天，患者仍有发热，24 h内最高温38.8 ℃，无盗汗，无抽搐，无咳嗽咳痰，无胸痛胸闷，无头痛，无恶心呕吐，无皮疹，纳眠一般，尿管留置，畅，大便自解。查体：神志清，精神可，对答切题，定时定向力可，计算记忆力可。双上肢屈肘肌4级，伸腕肌3级，伸肘肌1级，中指外展肌0级，小指外展肌0级。双下肢肌力0级。双侧C8平面感觉减退，双侧T_3以下感觉消失，肛周区感觉无保留；肌张力降低，膝反射、踝反射(-)，双侧霍夫曼征(-)，双侧病理征(-)，美国脊髓损伤学会分级(ASIA)A级，四肢瘫，感觉平面C_8，运动平面C_6。2020-05-02急诊血常规：淋巴细胞百分比17.2%↓；单核细胞百分比14.2%↑；淋巴细胞0.8×10^9/L↓；单核细胞0.70×10^9/L↑；红细胞3.09×10^{12}/L↓；血红蛋白96 g/L↓；红细胞压积29.8%↓；红细胞体积大小变异系数16.7%↑；血小板分布宽度8.8%↓；红细胞体积分布宽度58.60 fL↑；大血小板比率17.1%↓。2020-05-02急诊肝功能+电解质(5项)：谷丙转氨酶107.00 U/L↑；谷草转氨酶56.00 U/L↑；γ-谷氨酰转肽酶71.00 U/L↑；胆碱酯酶3540.90 U/L↓；总蛋白62.80 g/L↓；钾2.99 mmol/L↓。今曹慧主治医师查房示：患者持续发热，结合患者病史分析：①感染，包括病毒感染与细菌感染，常见导管相关感染，呼吸系统及泌尿系统感染，已予拔除深静脉置管，同时置管尖端送培养。予查血培养、血常规、降钙素原、超敏C反应蛋白、尿培养、大便找真菌孢子、血清病毒抗体等。②四肢瘫热，中枢神经损伤后，自主神经功能紊乱，机体散热功能下降。③多次手术后，无菌性坏死物质的吸收。目前诊治以完善检查，逐步排查感染因素，同时加用新癀片解毒，鼠神经营养神经，氯化钾补钾，雷贝拉唑护胃，密观患者生命体征变化。

查房记录5：患者入院第10天，患者仍时有低热，无盗汗，无抽搐，无咳嗽咳痰，无胸痛胸闷，无头痛，无恶心呕吐，无皮疹，食欲、睡眠一般，尿管留置，畅，大便自解。查体：神志清，精神可，对答切题，定时定向力可，计算记忆力可。双上肢屈肘肌4级，伸腕肌3级，伸肘肌1级，中指外展肌0级，小指外展肌0级。双下肢肌力0级。双侧C_8平面感觉减退，双侧T_3以下感觉消失，肛周区感觉无保留；肌张力降低，膝反射、踝反射(-)，双侧霍夫曼征(-)，双侧病理征(-)，美国脊髓损伤学会分级(ASIA)A级，四肢瘫，感觉平面C_8，运动平面C_6。日常生活能力评定(改良Barthel指数)5分(进食5分，余0分)，坐站位平衡均未达1级。疼痛评定VAS指数0分。2020-05-05红细胞沉降率：40 mm/h↑。2020-05-05血常规：淋巴细胞百分比18.8%↓；单核细胞百分比11.4%↑；单核细胞百分比0.68×10^9/L↑；红细胞2.79×10^{12}/L↓；血红蛋白88 g/L↓；红细胞压积27.2%↓；红细胞体积大小变异系数16.4%↑；血小板分布宽度10.6%↓；红细胞体积分布宽度58.80 fL↑；网织细胞百分比6.3%↑；网织红细胞0.175×10^{12}/L↑；低荧光强度网织红细胞比率84.0%↓；中荧光强度网织红细胞比率12.0%↑；高荧光强度网织红细胞比率4.0%↑；未成熟网织红细胞比率16.0%↑。2020-05-05降钙素原检测：降钙素原0.111 g/mL

↑。2020-05-05 血清病毒抗体：EB 病毒壳抗原 IgG 抗体阳性↑；EB 病毒核抗原抗体阳性↑；柯萨奇病毒抗体 IgM 弱阳性↑。2020-05-05 电解质：钠离子 133.0 mmol/L↓；氯离子 98.0 mmol/L↓。2020-05-06 中段尿细菌培养及鉴定：酵母菌 2 万 cfu/mL；尿液、粪便未找到霉菌孢子。超敏 C 反应蛋白未见异常。今黄志东主任医师查房示：患者时有低热，体温波动较前明显改善，血清病毒提示 EB 病毒、柯萨奇病毒感染可能，予加用利巴韦林抗病毒治疗。另尿培养提示酵母菌，予加用大蒜素抗真菌感染，嘱患者多饮水，必要时膀胱冲洗。患者血红蛋白偏低，考虑急性创伤及术后失血，一直予补铁治疗，定期复查血常规、肝肾功能、电解质、降钙素原、尿常规及培养等。患者血钾恢复正常，已予停用补钾，血钠稍偏低，告知患者增加食盐摄入。患者近期病情较前稳定，今请高压氧治疗。患者近期情绪不稳，对疾病恢复失去信心，予积极鼓励，心理疏导，病情继观。

查房记录 6：患者入院第 13 天，患者仍时有低热，无盗汗，无抽搐，无咳嗽咳痰，无胸痛胸闷，无头痛，无恶心呕吐，无皮疹，食欲、睡眠一般，尿管留置，畅，大便自解。查体：神志清，精神可，对答切题，定时定向力可，计算记忆力可。双上肢屈肘肌 4 级，伸腕肌 3 级，伸肘肌 1 级，中指外展肌 0 级，小指外展肌 0 级。双下肢肌力 0 级。双侧 C_8 平面感觉减退，双侧 T_3 以下感觉消失，肛周区感觉无保留；肌张力降低，膝反射、踝反射(-)，双侧霍夫曼征(-)，双侧病理征(-)，美国脊髓损伤学会分级(ASIA) A 级，四肢瘫，感觉平面 C_8，运动平面 C_6。2020-05-09 尿干化学分析：红细胞 50 个/μL↑；白细胞 61 个/μL↑。2020-05-09 CT 胸部平扫诊断内容：两肺下叶少许渗出，两侧少量胸腔积液。胸 4～8 椎体轻度压缩性骨折。今查房示：高压氧会诊建议复查胸部 CT，确认气胸吸收并控制体温至正常后，可考虑高压氧治疗。患者已予膀胱冲洗，复查示尿白细胞较前明显较少，继续当前治疗，定期复查，继观。

查房记录 7：患者入第 16 天，患者近 1 周体温较前稳定，不超过 38.5 ℃，无寒战抽搐，无盗汗，无咳嗽咳痰，无呼吸困难，食欲、睡眠尚可，尿管留置，畅，大便自解。查体：神志清，精神可，对答切题，定时定向力可，计算记忆力可。双上肢屈肘肌 4 级，伸腕肌 3 级，伸肘肌 1 级，中指外展肌 0 级，小指外展肌 0 级。双下肢肌力 0 级。双侧 C_8 平面感觉减退，双侧 T_3 以下感觉消失，肛周区感觉无保留；肌张力降低，膝反射、踝反射(-)，双侧霍夫曼征(-)，双侧病理征(-)，美国脊髓损伤学会分级(ASIA) A 级，四肢瘫，感觉平面 C_8，运动平面 C_6。今曹慧主治医师查房示：患者一直有发热，近 1 周体温较前平稳，不超过 38.5 ℃，考虑患者四肢瘫自主神经紊乱机体散热功能下降，且血象正常，呼吸系统、泌尿系统等感染依据不足，血培养(-)，今予停用抗生素及抗病毒治疗，复查血常规、肝肾功能、电解质、降钙素原、超敏 C 反应蛋白、尿常规等，密观病情变化。

查房记录 8：患者入院第 22 天，患者仍有低热，肩前屈、外展及肘屈曲、伸展活动较前明显改善，食欲、睡眠可，尿管留置，畅，大便自解。查体：神志清，精神可，对答切题，定时定向力可，计算记忆力可。双上肢屈肘肌 4 级，伸腕肌 3 级，伸肘肌 2 级，中指外展肌 0 级，小指外展肌 0 级。双下肢肌力 0 级。双侧 C_8 平面感觉减退，双侧 T_3 以下感觉消失，肛周区感觉无保留；小腿三头肌张力增高，膝反射、踝反射（+），右侧巴宾斯基征（-），左侧巴宾斯基征（-），美国脊髓损伤学会分级（ASIA）A 级，四肢瘫，感觉平面 C_8，运动平面 C_6。2020-05-18 细菌培养及鉴定：尿肠球菌>10 万 cfu/mL。今黄志东主任医师查房示：患者小腿三头肌张力增加，时有下肢阵挛，提示肌张力病理性增高，脊髓休克期已过。另患者现体温基本波动在 38 ℃以下，予物理降温后体温基本恢复正常，且降钙素原、超敏 C 反应蛋白等炎症指标左侧，考虑机体散热异常。目前治疗继续予当前营养神经、护肝、护胃、调节免疫、抗凝等对症治疗及截瘫肢体综合训练、气压、低频、高压氧、针灸等综合康复训练。继续观察。

出院记录

患者仍时有低热，肩前屈、外展及肘屈曲、伸展活动较前明显改善，纳眠可，尿管留置，畅，大便自解。查体：神志清，精神可，对答切题，定时定向力可，计算记忆力可。左上肢屈肘肌 4+级，右上肢屈肘肌 4 级，双侧伸腕肌 3 级，伸肘肌 2 级，中指外展肌 0 级，小指外展肌 0 级。双下肢肌力 0 级。双侧 C_8 平面感觉减退，双侧 T_3 以下感觉消失，肛周区感觉无保留；小腿三头肌张力增高，膝反射、踝反射（+），右侧巴宾斯基征（+-），左侧巴宾斯基征（-），美国脊髓损伤学会分级（ASIA）A 级，四肢瘫，感觉平面 C_8，运动平面 C_6。日常生活能力评定（改良 Barthel 指数）5 分（进食 5 分，余 0 分），坐站位平衡均未达 1 级。疼痛评定 VAS 指数 0 分。

1. 出院服药指导：遵医嘱予以用药。

2. 营养指导：普通饮食。

3. 康复要求：建议继续住院治疗，继续坚持康复锻炼，上肢肌力训练、辅助下翻身、坐位等。

4. 1 个月内康复科门诊复查，不适随诊。

5. 其他注意事项：加强看护，防跌倒、烫伤，出院后康复训练循序渐进。

病例四　颅脑创伤伴颅内感染

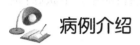

病例介绍

姓名:邵某。性别:男。年龄:34 岁。

主诉:高处坠落致多处外伤 1 h。

现病史:患者约在 1 h 前从高处摔倒致头部、腹部等处受伤,伤后感患处疼痛,有头晕头痛较重,伴恶心,无呕吐,具体有无昏迷不详。被“120”急救中心送至我院急诊就诊,查 CT 提示:左侧顶部硬脑膜外血肿;右侧额颞部硬脑膜下血肿;蛛血;气颅。左侧顶骨及枕骨、颅底骨折;左侧蝶窦积血。颈椎未见明显错位性骨折。两肺纹理增多。右侧第 7 肋软骨骨折伴周围胸膜下积气,建议密切复查。T_7、T_8、T_{11}、T_{12}椎体多发骨折;T_6 ~ T_8、T_{11}椎体附件骨折。全腹部及盆腔未见明显外伤性病变。患者经急诊处理后再次复查 CT 示:右侧额叶挫裂伤,左侧顶部硬脑膜外血肿,右侧额颞部硬脑膜下血肿,蛛血,较前有进展。气颅,左侧顶骨及枕骨、颅底骨折;左侧蝶窦积血腹部、盆腔 CT 平扫,目前肝脾未见明显外伤性病变,随访。腹腔少许游离气体,考虑消化道穿孔可能。两侧胸腔积液。右侧第 7 肋软骨骨折。T_7、T_8、T_{11}、T_{12}椎体多发骨折;T_6 ~ T_8、T_{11}椎体附件骨折(结合前片)。经我科会诊,为进一步治疗,拟以“脑挫伤”住院治疗。

既往史:同事诉平素健康状况良好,否认肝炎、结核等传染病病史,否认高血压、糖尿病、癫痫等慢性病病史,否认手术史,否认外伤史,否认输血史否认食物、药物过敏史,预防接种史不详。

个人史:生于江苏省徐州市,现在无锡工作,无疫区、疫情、疫水接触史,无吸毒史,否认冶游史,无嗜烟、嗜酒史。28 d 内无境外入境和从风险地区来锡情况,无疫区人员接触史,无发热及呼吸道症状。核酸已采样,报告未出。

婚育史:已婚,家人体健。

月经史:无。

家族史:否认家族性遗传病史。

体格检查

T 36.9 ℃,P 65 次/min,R 16 次/min,BP 140/90 mmHg。

一般情况:神志昏迷,发育正常,营养中等,由平车推入病房,对答欠合作,查体欠合作。

皮肤黏膜:皮疹无,皮下出血无,温湿度正常,水肿无,肝掌无,蜘蛛痣无。

淋巴结:全身浅表淋巴结无肿大。

头颈部:巩膜无黄染。瞳孔:等大等圆,直径4 mm,对光反射迟钝。耳鼻:未见异常。唇:红润。咽:无充血。颈软,颈动脉:搏动正常。颈静脉:正常。气管:居中。甲状腺:正常,对称,弥漫性,质软。其他异常:无。

胸部:乳房发育正常。乳房肿块:无。

肺部。视诊:呼吸运动正常。肋间隙:正常。

叩诊:清音。

听诊:呼吸音粗,无啰音。

心:

心尖搏动位置:正常。

触诊:无震颤。

叩诊:心浊音界未见异常。

听诊:各瓣膜听诊区未闻及病理性杂音。

腹部:正常,柔软。

手术瘢痕:无。腹部压痛,肝肾脏无叩击痛,移动性浊音阴性,肠鸣音未见异常。

肛门直肠:无异常。

外生殖器:无异常。

脊柱四肢:脊柱无畸形,呈生理弯曲,棘突无压痛,四肢检查见专科情况。

神经系统:生理反射存在,病理反射未引出。

专科检查

神志昏迷,GCS评分8分,双侧瞳孔等大等圆,直径约4 mm,对光反射迟钝,颈软,无抵抗。呼吸平,心脏、胸部听诊未及异常。胸廓压痛不明显。腹部有压痛,移动性浊音阴性,肠鸣音正常。四肢检查不配合。

辅助检查

查CT提示:左侧顶部硬脑膜外血肿;右侧额颞部硬脑膜下血肿;蛛血;气颅。左侧顶骨及枕骨、颅底骨折;左侧蝶窦积血。颈椎未见明显错位性骨折。两肺纹理增多。右侧第7肋软骨骨折伴周围胸膜下积气，建议密切复查。T_7、T_8、T_{11}、T_{12}椎体多发骨折；T_6 ~ T_8、T_{11}椎体附件骨折。全腹部及盆腔未见明显外伤性病变。再次复查CT示：右侧额叶挫裂伤，左侧顶部硬脑膜外血肿，右侧额颞部硬脑膜下血肿，蛛血，较前有进展。气颅，左侧顶骨及枕骨、颅底骨折；左侧蝶窦积血腹部、盆腔CT平扫，目前肝脾未见明显外伤性病变，随访。腹腔少许游离气体，考虑消化道穿孔可能。两侧胸腔积液。右侧第7肋软骨骨折。T_7、T_8、T_{11}、T_{12}椎体多发骨折；T_6 ~ T_8、T_{11}椎体附件骨折（结合前片）。新冠病毒核酸送检，结果暂未出。

病例特点

1. 病史

患者约在1 h前从高处摔倒致头部、腹部等处受伤，伤后感患处疼痛，有头晕头痛较重，伴恶心，无呕吐，具体有无昏迷不详。被"120"急救中心送至我院急诊就诊，查CT提示：左侧顶部硬脑膜外血肿；右侧额颞部硬脑膜下血肿；蛛血；气颅。左侧顶骨及枕骨、颅底骨折；左侧蝶窦积血。颈椎未见明显错位性骨折。两肺纹理增多。右侧第7肋软骨骨折伴周围胸膜下积气，建议密切复查。T_7、T_8、T_{11}、T_{12}椎体多发骨折；T_6 ~ T_8、T_{11}椎体附件骨折。全腹部及盆腔未见明显外伤性病变。患者经急诊处理后再次复查CT示：右侧额叶挫裂伤，左侧顶部硬脑膜外血肿，右侧额颞部硬脑膜下血肿，蛛血，较前有进展。气颅，左侧顶骨及枕骨、颅底骨折；左侧蝶窦积血腹部、盆腔CT平扫，目前肝脾未见明显外伤性病变，随访。腹腔少许游离气体，考虑消化道穿孔可能。两侧胸腔积液。右侧第7肋软骨骨折。T_7、T_8、T_{11}、T_{12}椎体多发骨折；T_6 ~ T_8、T_{11}椎体附件骨折（结合前片）。经我科会诊，为进一步治疗，拟以"脑挫伤"住院治疗。

2. 入院查体

神志昏迷，GCS评分8分，双侧瞳孔等大等圆，直径约4 mm，对光反射迟钝，颈软，无抵抗。呼吸平，心脏、胸部听诊未及异常。胸廓压痛不明显。腹部有压痛，移动性浊音阴性，肠鸣音正常。四肢检查不配合。

3. 辅助检查

查CT提示：左侧顶部硬脑膜外血肿；右侧额颞部硬脑膜下血肿；蛛血；气颅。左侧顶骨及枕骨、颅底骨折；左侧蝶窦积血。颈椎未见明显错位性骨折。两肺纹理增多。右侧第7肋软骨骨折伴周围胸膜下积气，建议密切复查。T_7、T_8、T_{11}、T_{12}椎体多发骨折；T_6 ~ T_8、T_{11}椎体附件骨折。全腹部及盆腔未见明显外伤性病变。再次复查CT示：右侧额叶挫裂伤，左侧顶部硬脑膜外血肿，右侧额颞部硬脑膜下血肿，蛛血，较前有进展。气颅，左侧顶骨及枕骨、颅底骨折；左侧蝶窦积血腹部、盆腔CT平扫，目前肝脾未见明显外伤性病变，随访。腹腔少许游离气体，考虑消化道穿孔可能。两侧胸腔积液。右侧第7肋软骨骨折。T_7、T_8、T_{11}、T_{12}椎体多发骨折；T_6～T_8、T_{11}椎体附件骨折(结合前片)。新冠病毒核酸送检，结果暂未出。

初步诊断

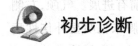

1. 硬脑膜外血肿。
2. 脑挫伤。
3. 创伤性蛛网膜下腔出血(蛛血)。
4. 颅骨骨折。
5. 脊柱骨折。
6. 胸部损伤。
7. 腹部损伤。

拟诊讨论

1. 拟诊依据

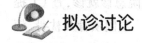

(1)因"高处坠落致多处外伤 1 h"于 2021-12-06 20:08 入院。

(2)查体：神志昏迷，GCS 评分 8 分，双侧瞳孔等大等圆，直径约 4 mm，对光反射迟钝，颈软，无抵抗。呼吸平，心脏、胸部听诊未及异常。胸廓压痛不明显。腹部有压痛，移动性浊音阴性，肠鸣音正常。四肢检查不配合。

(3)辅助检查：查 CT 提示，左侧顶部硬脑膜外血肿；右侧额颞部硬脑膜下血肿；蛛血；气颅。左侧顶骨及枕骨、颅底骨折；左侧蝶窦积血。颈椎未见明显错位性骨折。两肺纹理增多。右侧第 7 肋软骨骨折伴周围胸膜下积气，建议密切复查。T_7、T_8、T_{11}、T_{12}椎体多发骨折；T_6～T_8、T_{11}椎体附件骨折。全腹部及盆腔未见明显外伤性病变。再次复查 CT 示：右侧额叶挫裂伤，左侧顶部硬脑膜外血肿，右侧额颞部硬脑膜下血肿，蛛血，较前有进展。气颅，左侧顶骨及枕骨、颅底骨折；左侧蝶窦积血腹部、盆腔 CT 平扫，目前肝脾未见明显外伤性病变，随访。腹腔少许游离气体，考虑消化道穿孔可能。两侧胸腔积液。右侧第 7 肋软骨骨折。T_7、T_8、T_{11}、T_{12}椎体多发骨折；T_6～T_8、T_{11}椎体附件骨折(结合前片)。新冠病毒核酸送检，结果暂未出。

2. 鉴别诊断

(1)脑挫裂伤：临床表现为意识障碍，持续时间长短不一，严重者可出现深昏迷，头痛、恶心、呕吐也是常见症状，脑挫裂伤相应部位的神经功能可出现障碍，头颅 CT 检查可明确损伤部位所在。

(2)颅内血肿：有外伤史伴头痛头晕、恶心呕吐等症状，出现意识障碍，瞳孔扩大、对光反射迟钝，神经检查椎体束征阳性，头颅 CT 可明确诊断。

诊疗计划

病情评估：患者目前颅内见明显损伤，需急诊手术治疗。

诊疗计划：

1. 完善各项术前检查。

2. 急诊行开颅探查+颅内血肿清除术+去骨瓣减压术+ICp 探头置入术。

3. 相关检查、病情、治疗、预后已和患者家属及同事沟通，其表示理解并同意目前诊疗方案。

术前小结

姓名：邵某。性别：男。年龄：34 岁。婚姻：已婚。

病历摘要：高处坠落致多处外伤 1 h，否认食物、药物过敏史，神志昏迷，GCS 评分 8 分，双侧瞳孔等大等圆，直径约 4 mm，对光反射迟钝，颈软，无抵抗。呼吸平，心脏、胸部听诊未及异常。胸廓压痛不明显。腹部有压痛，移动性浊音阴性，肠鸣音正常。四肢检查不配合。患者约在 1 h 前从高处摔倒致头部、腹部等处受伤，伤后感患处疼痛，有头晕头痛较重，伴恶心，无呕吐，具体有无昏迷不详。被“120”送至我院急诊就诊，查 CT 提示：左侧顶部硬脑膜外血肿；右侧额颞部硬脑膜下血肿；蛛血；气颅。左侧顶骨及枕骨、颅底骨折；左侧蝶窦积血。颈椎未见明显错位性骨折。两肺纹理增多。右侧第 7 肋软骨骨折伴周围胸膜下积气，建议密切复查。T_7、T_8、T_{11}、T_{12}椎体多发骨折；$T_6 \sim T_8$、T_{11}椎体附件骨折。全腹部及盆腔未见明显外伤性病变。患者经急诊处理后再次复查 CT 示：右侧额叶挫裂伤，左侧顶部硬脑膜外血肿，右侧额颞部硬脑膜下血肿，蛛血，较前有进展。气颅，左侧顶骨及枕骨、颅底骨折；左侧蝶窦积血腹部、盆腔 CT 平扫，目前肝脾未见明显外伤性病变，随访。腹腔少许游离气体，考虑消化道穿孔可能。两侧胸腔积液。右侧第 7 肋软骨骨折。T_7、T_8、T_{11}、T_{12}椎体多发骨折；$T_6 \sim T_8$、T_{11}椎体附件骨折。

（一）术前诊断

1. 硬脑膜外血肿。

2. 脑挫伤。

3. 创伤性蛛网膜下腔出血。

4. 颅骨骨折。

5. 脊柱骨折。

6. 胸部损伤。

7. 腹部损伤(消化道穿孔?)。

(二)诊断依据

1. 病史高处坠落多处外伤 1 h。

2. 查体不配合。

3. 辅检腹部 CT 可见腹腔内游离气体。

手术指征及病情评估:高处坠落伤,腹部 CT 可及腹腔内游离气体。

拟行手术:腹腔镜探查

手术类别:特殊是否

拟施手术时间:2021-12-06。

拟手术者:宋××拟行麻醉:全身麻醉麻醉科会诊意见:同意

(三)术前准备

1. 有关实验室检查:已经配血,其他术前检查暂未归。

2. 具体术前准备:①普鲁卡因皮试(未做);②胃管放置(无);③导尿管放置(无)。

3. 特殊、四、三级术前讨论(未)。

4. 手术知情同意书是否签订(已)。

5. 手术者术前查看患者情况(已)。

6. 注意事项:全面探查。

手术记录

手术日期:2021-12-06。开始时间:2021-12-06 22:20。结束时间:2021-12-07 02:45。全程时间:4 h 25 min。

(一)术前诊断

1. 硬脑膜外血肿。

2. 脑挫伤。

3. 创伤性蛛网膜下腔出血。

4. 颅骨骨折。

5. 脊柱骨折。

6. 胸部损伤。

7. 腹部损伤。

（二）术后诊断

1. 硬脑膜外血肿。
2. 脑挫伤。
3. 创伤性蛛网膜下腔出血。
4. 颅骨骨折。
5. 脊柱骨折。
6. 胸部损伤。
7. 腹部损伤。

（三）手术经过

手术名称:开颅探查+颅内血肿清除术+去骨瓣减压术+ICp 探头置入术。

手术者:方某。

助手:夏某。

麻醉方法:全麻插管。

麻醉医师:徐某。

巡台护士:王某。

体位:仰卧皮肤消毒:碘酊。切口的部位、方向、长度:左侧颞部 U 形瓣,长约 20 cm,右侧额颞？瓣,长约 30 cm

术中改变手术方式:否。

签署术中知情同意书:否。

引流:否介入物:ICP 探头。

引流材料名称:硬膜下引流管。

数目:2。

放置部位:硬膜下。

送验标本名称:输液量 2000 mL。

术中用药(麻醉药品除外):出血 400 mL。

输血:0 mL。

病人全身麻醉完毕,取平卧位,头右偏,左肩下垫高,取左颞顶 20 cm 长“U”形切口,常规消毒铺巾,切开头皮至帽状腱膜,电凝配合头皮夹止血,电刀切开颞肌,皮肌瓣向下翻起。再钻颅孔数枚,铣刀锯开,移除骨瓣,用骨蜡封堵板障渗血。见硬脑膜外血肿约 30 mL,清除硬脑膜外血肿,并电凝硬膜上血管。骨窗四肢垫明胶海绵,悬吊四肢硬脑膜,剪开硬脑膜,见硬脑膜下血肿,清除并冲洗干净后,留置硬膜下引流管。考虑患者脑疝,遂去骨瓣逐层关颅,包扎术口。再次将患者头偏向左侧,做右侧额颞部切口,长约

30 cm。切开头皮至帽状腱膜,电凝配合头皮夹止血,电刀切开颞肌,皮肌瓣向下翻起。再钻颅孔数枚,铣刀锯开,移除骨瓣,用骨蜡封堵板障渗血。见硬脑膜下紫红色,周围填塞明胶海绵并悬吊。剪开硬脑膜,见血性硬脑膜下血肿喷出,予以吸除后,剪开硬膜,吸除剩余硬脑膜下血肿,见颞底部出血,予以明胶海绵填塞并双极电凝点烫止血,活动出血明显减少,放置ICP探头于颞部硬膜外,压力示10 mmHg,最后放置硬脑膜下引流管,分别固定引流管及探头,考虑患者多发挫伤,遂予以去骨瓣分层关颅,手术顺利,估计术中出血约400 mL。术后交予普外科进一步手术处理。

术前诊断:①硬脑膜外血肿;②脑挫伤;③创伤性蛛网膜下腔出血;④颅骨骨折;⑤脊柱骨折;⑥胸部损伤;⑦腹部损伤(消化道穿孔?)

术后诊断:①硬脑膜外血肿;②脑挫伤;③创伤性蛛网膜下腔出血;④颅骨骨折;⑤脊柱骨折;⑥胸部损伤;⑦腹部损伤。

手术名称:腹腔镜检查。

手术者:宋某。

助手:杨某。

器械护士:朱某。

麻醉方法:全身麻醉。

麻醉医师:陆某。

巡台护士:王某。

1. 患者全身麻醉继续中,脑外科手术结束后仍取平卧位,腹部术区消毒铺巾。

2. 脐部1cm切口穿刺10 mm Trocar建立气腹,置入腹腔镜探头进入腹腔后未见明显积液或肠内容等液体,无积血,分别在两侧腹直肌旁置入操作通道,完整探查腹腔内脏器未见明显损伤,胃肠道浆膜面均完整,肝脾无损伤,在盆腔放置引流,自穿刺孔引出固定,缝合其他伤口。

3. 手术顺利,术后全麻带气管插管转入ICU予呼吸机辅助通气治疗。

术后首次病程记录

(一)术前诊断

1. 硬脑膜外血肿。

2. 脑挫伤。

3. 创伤性蛛网膜下腔出血。

4. 颅骨骨折。

5. 脊柱骨折。

6. 胸部损伤。

7. 腹部损伤。

（二）诊断依据

1. 因“高处坠落致多处外伤 1 h”于 2021-12-06 20:08 入院。

2. 查体：神志昏迷，GCS 评分 8 分，双侧瞳孔等大等圆，直径约 4 mm，对光反射迟钝，颈软，无抵抗。呼吸平，心脏、胸部听诊未及异常。胸廓压痛不明显。腹部有压痛，移动性浊音阴性，肠鸣音正常。四肢检查不配合。

3. 辅助检查：查 CT 提示，左侧顶部硬脑膜外血肿；右侧额颞部硬脑膜下血肿；蛛血；气颅。左侧顶骨及枕骨、颅底骨折；左侧蝶窦积血。颈椎未见明显错位性骨折。两肺纹理增多。右侧第 7 肋软骨骨折伴周围胸膜下积气，建议密切复查。T_7、T_8、T_{11}、T_{12}椎体多发骨折；T_6 ~ T_8、T_{11}椎体附件骨折。全腹部及盆腔未见明显外伤性病变。再次复查 CT 示：右侧额叶挫裂伤，左侧顶部硬脑膜外血肿，右侧额颞部硬脑膜下血肿，蛛血，较前有进展。气颅，左侧顶骨及枕骨、颅底骨折；左侧蝶窦积血腹部、盆腔 CT 平扫，目前肝脾未见明显外伤性病变，随访。腹腔少许游离气体，考虑消化道穿孔可能。两侧胸腔积液。右侧第 7 肋软骨骨折。T_7、T_8、T_{11}、T_{12}椎体多发骨折；T_6 ~ T_8、T_{11}椎体附件骨折（结合前片）。新冠病毒核酸送检，结果暂未出。今日完善术前准备后，在全麻下行开颅探查+颅内血肿清除术+去骨瓣减压术+ICP 探头置入术。手术过程顺利，详见手术记录，术后交予普外科进一步手术处理。脑外科行开颅血肿清除术后我科继续行腹腔镜探查术，术前复查腹部 CT 可见腹腔内游离气体，全麻继续中行腹腔镜探查，三孔法建立操作通道，全面探查胃肠道未见肠管损伤，放置引流管于盆腔，术后转入 ICU 行监护支持治疗。患者目前全麻未醒，带气管插管，双侧开颅术后带引流管和脑压监测。

胸腔闭式引流记录

患者平卧位，取右锁骨中线第 2 肋间为穿刺点，局部消毒铺巾，2% 利多卡因 3 mL 沿穿刺点肋间的肋骨上缘进针逐层浸润麻醉，右手持穿刺针沿穿刺点刺入胸腔，有突破感后回抽见气体引出，于穿刺点以尖刀片切一约 0.5 cm 切口，中弯钳钝性分离肌层致肋间隙，置植入带针胸管，置入深度约 10 cm，拔除导引管芯，导管后接引流瓶，可见大量气体引出，引流通畅，穿刺点局部消毒，观察无渗血渗液，无菌敷贴覆盖，过程顺利，患者无不适主诉。导管置管护理常规，注意引流情况。

腰椎穿刺术记录

患者取左侧膝胸卧位，T_3 ~ T_4 椎间隙为穿刺点，常规消毒，戴无菌手套，铺洞巾，以

2% 利多卡因 5 mL 局部浸润麻醉，取硬膜外穿刺针沿穿刺点垂直背部皮肤缓慢进针，有两次突破感后（约进针 5 cm）拔出针芯，见血性色脑脊液流出，测脑脊液压力约 17 cmH_2O，留取脑脊液适量常规送检，插入针芯，拔出穿刺针，观察无渗血渗液，局部消毒后无菌敷料覆盖固定。过程顺利，术后去枕平卧 6 h。

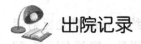

出院记录

姓名：邵某，男，34 岁，已婚。

入院诊断：①脑挫伤；②创伤性蛛网膜下腔出血；③颅骨骨折；④脊柱骨折；⑤胸部损伤；⑥腹部损伤。

入院日期：2021-12-06。

手术名称：开颅探查+颅内血肿清除术+去骨瓣减压术+ICp 探头置入术。

手术日期：2021-12-06。

出院诊断：左侧硬脑膜下血肿；右侧硬脑膜外血肿；额叶脑挫伤；蛛网膜下腔出血；气颅；颅骨骨折；颅底骨折；颅内感染；消化道穿孔？肠麻痹；气胸；低蛋白血症；胸椎骨折；肋骨骨折。

出院日期：2021-12-19。

入院时情况（主要症状、体征，有关实验室及器械检查结果）：

1. 青年，男性，34 岁。

2. 主因“高处坠落致多处外伤 1 h”于 2021-12-06 20:08 入院。

3. 既往体健。

4. 查体：神志昏迷，GCS 评分 8 分，双侧瞳孔等大等圆，直径约 4 mm，对光反射迟钝，颈软，无抵抗。呼吸平，心脏、胸部听诊未及异常。胸廓压痛不明显。腹部有压痛，移动性浊音阴性，肠鸣音正常。四肢检查不配合。

5. 辅助检查。查 CT 提示：左侧顶部硬脑膜外血肿；右侧额颞部硬脑膜下血肿；蛛血；气颅。左侧顶骨及枕骨、颅底骨折；左侧蝶窦积血。颈椎未见明显错位性骨折。两肺纹理增多。右侧第 7 肋软骨骨折伴周围胸膜下积气，建议密切复查。T_7、T_8、T_{11}、T_{12} 椎体多发骨折；T_6 ~ T_8、T_{11} 椎体附件骨折。全腹部及盆腔未见明显外伤性病变。再次复查 CT 示：右侧额叶挫裂伤，左侧顶部硬脑膜外血肿，右侧额颞部硬脑膜下血肿，蛛血，较前有进展。气颅，左侧顶骨及枕骨、颅底骨折；左侧蝶窦积血腹部、盆腔 CT 平扫，目前肝脾未见明显外伤性病变，随访。腹腔少许游离气体，考虑消化道穿孔可能。两侧胸腔积液。右侧第 7 肋软骨骨折。T_7、T_8、T_{11}、T_{12} 椎体多发骨折；T_6 ~ T_8、T_{11} 椎体附件骨折（结合前片）。新冠病毒核酸送检，结果暂未出。

诊疗经过：

入院后病例特点：①青年，男性，34 岁。②因“高处坠落致多处外伤 1 h”于 2021-12-06 20:08 入院。③查体：神志昏迷，GCS 评分 8 分，双侧瞳孔等大等圆，直径约 4 mm，对光反射迟钝，颈软，无抵抗。呼吸平，心脏、胸部听诊未及异常。胸廓压痛不明显。腹部有压痛，移动性浊音阴性，肠鸣音正常。四肢检查不配合。

辅助检查：查 CT 提示，左侧顶部硬脑膜外血肿；右侧额颞部硬脑膜下血肿；蛛血；气颅。左侧顶骨及枕骨、颅底骨折；左侧蝶窦积血。颈椎未见明显错位性骨折。两肺纹理增多。右侧第 7 肋软骨骨折伴周围胸膜下积气，建议密切复查。T_7、T_8、T_{11}、T_{12}椎体多发骨折；T_6 ~ T_8、T_{11}椎体附件骨折。全腹部及盆腔未见明显外伤性病变。

再次复查 CT 示：右侧额叶挫裂伤，左侧顶部硬脑膜外血肿，右侧额颞部硬脑膜下血肿，蛛血，较前有进展。气颅，左侧顶骨及枕骨、颅底骨折；左侧蝶窦积血腹部、盆腔 CT 平扫，目前肝脾未见明显外伤性病变，随访。腹腔少许游离气体，考虑消化道穿孔可能。两侧胸腔积液。右侧第 7 肋软骨骨折。T_7、T_8、T_{11}、T_{12}椎体多发骨折；T_6 ~ T_8、T_{11}椎体附件骨折（结合前片）。新冠病毒核酸送检，结果暂未出。

初步诊断：

1. 脑挫伤。
2. 创伤性蛛网膜下腔出血。
3. 颅骨骨折。
4. 脊柱骨折。
5. 胸部损伤。
6. 腹部损伤。

急查相关化验检查，于 2021-12-06 急诊行开颅探查+颅内血肿清除术+去骨瓣减压术+ICp 探头置入术及腹腔镜检查，术后转入 ICU 继续治疗。于 2021-12-10 拔出颅内引流管。患者于 2021-12-13 出现高热，体温最高达 39.5 ℃，伴腹胀，复查颅脑+腹部 CT 提示：脑外伤术后复查。两侧额叶挫裂伤；蛛血与前次（2021-12-9）相仿，左侧枕骨、顶骨及颅底骨折复查；左侧蝶窦积血；腹腔广泛肠管扩张积气积液，腹内压监测提示腹内压波动于 20 ~ 30 mmHg，给予胃肠减压、肛管排气，甲氧氯普胺、新斯的明促进胃肠动力，生长抑素抑制消化液分泌，并请普外科查看病人。于 2021-12-14 行腰椎穿刺术及腰大池置管术，脑脊液常规检查：中性粒细胞百分比 69%，淋巴细胞百分比 31%，透明度雾状浑浊，潘氏蛋白定性试验 4+↑，红细胞 197000.00×10^6/L，脑脊液颜色红色，白细胞 801.00×10^6/L↑。脑脊液生化：脑脊液蛋白 9.96 g/L↑，脑脊液腺苷脱氨酶 5.30 U/L，脑脊液氯 124.10 mmol/L，脑脊液葡萄糖 1.40 mmol/L↓，考虑存在颅内感染，调整抗生素为美罗培南 2.0 g，每 8 h 1 次联合万古霉素 1.0 g，每 12 h 1 ~ 2 次抗感染治疗，并给予万古霉素 20 mg 椎管内注入。目前患者体温正常，WBC、NE、PCT、CRP 等炎性指标较前明显下降。复查脑脊液：脑脊液生化，脑脊液腺苷脱氨酶 1.50 U/L，脑脊液蛋白 1.98 g/L↑，脑脊液葡葡糖 2.41 mmol/L↓,脑脊液氯 119.50 mmol/L↓;脑脊液常规检查,潘氏蛋白定性试验弱阳性↑,中性粒细胞百分比 30%,透明度透明,白细胞 38.00×10^{6}/L↑,红细胞 1000.00×10^{6}/L;提示颅内感染已控制。目前仍存在腹胀,给予胃肠减压、促进胃肠动力及灌肠等治疗,今日家属康复医院继续治疗。

出院情况:好转。

伤口愈合:I/甲。

患者神清,腹胀较前改善,持续胃管、肠管减压中,仍有大量墨绿色胃液肠液引出,气切口无渗血渗液,痰量不多,自主咳痰能力可,昨日体温最高达 37.3 ℃,24 h 入量 3339 mL,尿量 1740 mL,胃液 650 mL,灌肠通便 1100 mL。查体:BP 119/70 mmHg,神志清楚,双侧瞳孔等大等圆,直径约 2 mm,对光反射灵敏,颈强直,克尼格征阳性,布鲁津斯基征未引出。呼吸平,心脏、胸部听诊未及异常。胸廓压痛不明显。腹部平,无明显腹肌紧张,移动性浊音阴性,肠鸣音正常。四肢检查不配合。

》参考文献《

[1]曾祥武.现代神经外科诊疗技能[M].北京:科学技术文献出版社,2018.

[2]傅瑜,孔小铁.神经系统与危重症疾病相关交叉学科病例精粹[M].北京:北京大学医学出版社,2021.

[3]韩如泉,王保国,王国林.神经外科麻醉学[M].北京:人民卫生出版社,2018.

[4]姬云翔.神经外科思维与实践[M].北京:科学技术文献出版社,2021.

[5]冷冰.神经系统血管性疾病 DSA 诊断学[M].北京:人民卫生出版社,2018.

[6]李春晖.颅脑创伤与神经重症治疗新进展[M].北京:科学技术文献出版社,2018.

[7]刘丕楠.腹侧颅底内镜解剖图谱[M].北京:人民卫生出版社,2019.

[8]刘耀升,刘蜀彬.肿瘤骨转移与脊柱转移瘤[M].北京:人民军医出版社,2016.

[9]刘兆才.神经外科疾病临床诊疗[M].长春:吉林科学技术出版社,2019.

[10]龙天霖.现代临床神经外科诊治技巧[M].北京:科学技术文献出版社,2021.

[11]裴明和.实用神经外科规范诊疗[M].北京:科学技术文献出版社,2018.

[12]漆松涛.膜性概念神经外科学[M].北京:人民卫生出版社,2018.

[13]万经海,徐震纲.颅底肿瘤外科学[M].北京:人民卫生出版社,2018.

[14]王鹏飞.脊髓脊柱神经外科治疗新进展[M].北京:科学技术文献出版社,2018.

[15]杨孔宾.神经外科常用手术操作图谱[M].北京:人民卫生出版社,2021.

[16]张风江.神经外科手术路径释义[M].北京:科学技术文献出版社,2021.

[17]张俊廷.颅底脑膜瘤外科手术精粹[M].北京:人民卫生出版社,2021.

[18]张玉年.神经外科诊疗基础与技巧[M].北京:中国纺织出版社,2018.

[19]赵继宗,江涛.颅脑肿瘤外科学[M].北京:人民卫生出版社,2020.

[20]赵继宗.神经外科手术精要与并发症[M].北京:北京大学医学出版社,2017.